Katrin Otto / Barbara Streicher

Cochlea Implantat (CI) bei Erwachsenen

Ein Ratgeber für Betroffene, Angehörige
und (Sprach-)Therapeuten

RATGEBER

für Angehörige, Betroffene und Fachleute

herausgegeben von
Prof. Dr. Claudia Iven

Katrin Otto / Barbara Streicher

Cochlea Implantat (CI) bei Erwachsenen

Ein Ratgeber für Betroffene, Angehörige und (Sprach-)Therapeuten

Das Gesundheitsforum

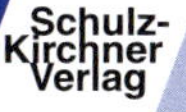

Bibliografische Information der Deutschen Nationalbibliothek
Die Deutsche Nationalbibliothek verzeichnet diese Publikation in der Deutschen Nationalbibliografie; detaillierte bibliografische Daten sind im Internet über http://dnb.d-nb.de abrufbar.

Besuchen Sie uns im Internet: www.schulz-kirchner.de

1. Auflage 2011
ISBN 978-3-8248-0865-6

Mollweg 2, D-65510 Idstein
Vertretungsberechtigter Geschäftsführer: Dr. Ullrich Schulz-Kirchner
Umschlagfoto: Universitätsklinikum Köln
Fotos im Innenteil: Advanced Bionics, Cochlear, MED-EL, Universitätsklinikum Köln
Lektorat: Doris Zimmermann
Fachlektorat: Prof. Dr. Claudia Iven
Umschlagentwurf und Layout: Petra Jeck
Druck und Bindung:
wd print + medien GmbH, Elsa-Brandström-Str. 18, 33578 Wetzlar
Printed in Germany

Auch als E-Book und App (z. B. für iPhone und iPad) erhältlich unter der ISBN 978-3-8248-0829-8

Inhaltsverzeichnis

Vorwort zur Reihe

Die Ratgeber für „Angehörige, Betroffene und Fachleute" vermitteln kurz und prägnant grundlegende Kenntnisse auf wissenschaftlicher Basis und geben Hilfestellungen zu ausgewählten Themen aus der Medizin, der Sprach- und der Ergotherapie. Die Autor(inn)en der Reihe sind ausgewiesene Fachleute mit langjähriger Erfahrung in Diagnostik, Therapie, Beratung und Lehre.

Das Cochlea Implantat (CI) ist eine Technik, die vor allem dafür bekannt ist, schwerhörigen oder gehörlosen Kindern den Weg in das Hören und in die Lautsprache zu ermöglichen. Aber mittlerweile kommen auch immer mehr Erwachsene für eine CI-Versorgung in Frage, zum Beispiel wenn bei fortschreitender Verschlechterung des Hörvermögens ein normales Hörgerät nicht mehr ausreicht oder wenn durch Erkrankung ein plötzlicher Hörverlust eingetreten ist.
Der vorliegende Ratgeber gibt diesen CI-Patienten und ihren Angehörigen kompakte Informationen dazu, bei welchen Formen der Schwerhörigkeit und bei welchen Grunderkrankungen eine CI-Versorgung sinnvoll sein kann. Es wird verdeutlicht, wer überhaupt im Erwachsenenalter von einem CI profitieren kann, aber auch darüber informiert, mit welchen Höreindrücken und weiter bestehenden Höreinschränkungen nach der CI-Versorgung zu rechnen ist, z. B. beim Richtungshören oder im Störschall. Die Autorinnen erläutern, wie ein CI-System aufgebaut ist und funktioniert und wie der Weg von der Diagnose über die Verordnung, die Operation und das Hörtraining mit der neuen Technik verläuft.
Mit vielen praktischen Beispielen wird darüber hinaus angesprochen, welche Einflüsse das CI auf Alltagsgestaltung wie Beruf, Hobbys oder Familienaktivitäten hat. Häufig gestellte Fragen und sozialrechtliche Informationen runden den Ratgeber ab, sodass er zu einer hilfreichen Informationsquelle für Patienten und Angehörige wird.

Dr. Claudia Iven
Herausgeberin

Schwerhörig? – Ertaubt? – Wenn das Hörgerät nicht mehr hilft!

Einleitung

Bei Personen über 50 Jahren kann es zu einer altersabhängigen Innenohrschwerhörigkeit kommen, die meist mit einem Hochtonverlust verbunden ist. Infolge einer Schwerhörigkeit bekommt man beim Hörgeräteakustiker ein Hörgerät. Sollte man auch mit dem Hörgerät nicht mehr gut hören können, dann braucht man ein leistungsstärkeres neues Hörgerät. Aber was passiert eigentlich, wenn der Fachmann sagt, dass es leider kein stärkeres Gerät mehr gibt, man Gespräche aber immer noch nicht versteht oder man nicht mehr telefonieren kann? Oder wenn man (unabhängig vom Alter) innerhalb kürzester Zeit aufgrund einer Erkrankung seine Hörfähigkeit verliert? **Muss man dann gehörlos/taub bleiben?**

In diesem Ratgeber geht es um ein Hörsystem, das im geschilderten Fall weiterhelfen kann. Er möchte über Cochlea Implantat-Systeme informieren, ihre Funktionsweise veranschaulichen, den Entscheidungsprozess für bzw. gegen ein Cochlea Implantat (CI) begleiten und die Inhalte der Nachsorge aufzeigen.

In Deutschland weisen ca. 12 Millionen Einwohner eine behandlungsbedürftige Schwerhörigkeit auf, 10 Millionen davon eine Innenohrschwerhörigkeit. Die Ursache ist eine Schädigung der Hörsinneszellen, Haarzellen genannt, die sich nicht mehr erholen können.
Einen Hörverlust von mehr als 70 dB haben ca 1,7 bis 2,0% der schwerhörigen Menschen ab dem 18. Lebensjahr (Deutscher Schwerhörigenbund – DSB). Menschen mit einem so hohen Hörverlust gelten als hochgradig schwerhörig (s. Abb. 7). Über die Anzahl derjenigen, die nach dem zwanzigsten Lebensjahr das Gehör teilweise oder vollständig verlieren, fehlen bisher genaue Angaben.

Wann ist ein Cochlea Implantat (CI) angeraten?

Die Relevanz der CI-Versorgung bei Erwachsenen verändert sich mit Blick auf die demografische Entwicklung und die medizinischen und audiologischen Voraussetzungen stark. Im Zuge des demografischen Wandels sinkt die Bevölkerung durch die abnehmende Geburtenrate, während gleichzeitig die Lebenserwartung der älteren Menschen steigt. Damit verbunden sind Ansprüche an Lebensform und Lebensqualität: der Besuch von Veranstaltungen und Museen, die Teilnahme an Feierlichkeiten, Aufenthalte in Restaurant, Café und Kneipe, Gespräche und Telefonate mit Freunden und der Familie (die zunehmend an Bedeutung gewinnen, da mit zunehmendem Alter die Mobilität häufig eingeschränkt ist), die Teilhabe am Weltgeschehen und an der Unterhaltung über Radio und Fernseher.

„Ich war früher ein richtig guter Unterhalter. Ich konnte ganze Gesellschaften unterhalten. Das kann ich jetzt aufgrund meiner Schwerhörigkeit nicht mehr. Ich weiß noch nicht einmal, worüber die anderen reden."

Der Anteil an Schwerhörigkeiten steigt im Alter deutlich an, dabei liegt die Prävalenz ca. bei 20-37% in der Altersgruppe zwischen 60 und 70 und steigt auf 40-60% bei den 70- bis 80-jährigen Menschen an. Hierbei sind Männer häufiger betroffen als Frauen. Es werden verschiedene Typen der Altersschwerhörigkeit unterschieden: die sensorische, die metabolische, die neurale und die cochleär konduktive oder mechanische Schwerhörigkeit. Die typische Form der altersbedingten Schwerhörigkeit betrifft beide Ohren gleichermaßen (symmetrisch). Sie betrifft die sensorineurale Verarbeitung und beeinträchtigt meist zuerst die hohen Frequenzen. In der Entstehung ist sie sowohl von Umweltfaktoren (Lärm, Herz-Kreislauferkrankungen, Übergewicht) als auch von genetischen Faktoren abhängig.
Die genaue Anzahl der Patienten, die aufgrund des Schweregrades von einem Cochlea Implantat profitieren, ist derzeit schwer einzuschätzen. Es ist unbestritten, dass Hören und gutes Verstehen einen wesentlichen Beitrag für das Zugehörigkeitsgefühl zur Gesellschaft leisten und zum persönlichen Wohlbefinden beitragen.
Erste CI-Operationen der einseitigen Taubheit weisen darauf hin, dass bei kurz (bis zu zwei Jahren) zurückliegender Ertaubung das beidohrige Gehör durch die Hörprothese wiederhergestellt wird und so das Richtungshören verbunden mit der Orientierungsfähigkeit zurückgewonnen werden kann. Das binaurale (beidohrige) Hören und die zentrale Verarbeitung haben im Störschall eine große Bedeutung. Allerdings ist die CI-Operation bei einseitiger Taubheit gesondert bei den Kostenträgern zu begründen und stellt bisher eine besondere medizinische Indikation dar (s. auch Leitlinien der **A**rbeitsgemeinschaft **D**eutschsprachiger **A**udiologen, **N**eurootologen und **O**tologen [ADANO]).
Ein weiterer Adressatenkreis, der von einem Cochlea Implantat profitieren kann, sind die seit Geburt schwerhörigen Erwachsenen in der Altersspanne zwischen

18 und 40 Jahren, die die deutsche Schriftsprache sprechen oder lesen können. Durch die auditive Auffassungsgabe, gepaart mit einer guten Absehfähigkeit, sind die Patienten nach einer Eingewöhnungsphase in der Lage, Sprache mit dem CI zu verarbeiten und deutlich besser zu verstehen als mit den Hörgeräten.
Ziel der Versorgung mit einem Cochlea Implantat, unabhängig vom Alter des Betroffenen, ist immer die deutliche Verbesserung der Kommunikationsfähigkeit im beruflichen und familiären Kontext und damit die Sicherung der gesellschaftlichen Teilhabe. Weltweit sind über 120 000 Patienten mit einem Cochlea Implantat versorgt.

Die Versorgung mit einem CI bringt keinen schnellen Hörerfolg, sondern ist mit zeitlichem und persönlichem Aufwand für die Operation und die Rehabilitation verbunden, den der Betroffene zu leisten bereit sein muss. Das Ergebnis ist individuell unterschiedlich: Einerseits gibt es Patienten, die auch in schwierigen Hörsituationen gut verstehen und ohne Lippenablesen zurechtkommen, andererseits Patienten, die große Schwierigkeiten bei Störgeräuschen oder in Gruppensituationen beschreiben bzw. die weiterhin zur Unterstützung des Hörverstehens das Lippenablesen einsetzen müssen. Die Voraussetzungen, die der einzelne Patient mitbringt, sind individuell sehr unterschiedlich, sodass es in der Folge zu sehr unterschiedlichen Hörkompetenzen/Hörergebnissen kommt. Der Erfolg ist dabei nicht vorhersagbar.
Die Entscheidung für bzw. gegen ein CI wird nach einem Beratungsprozess gefällt, in den der Betroffene, eine spezialisierte CI-Klinik (mit Voruntersuchungen und Vorgesprächen) sowie die Krankenkasse (mit der Bereitschaft der Kostenübernahme) mit einbezogen werden.

Was ist ein Cochlea Implantat (CI)?

Hörimplantate (hier das Cochlea Implantat) werden durch einen ohrchirurgischen Eingriff in das Innenohr eingesetzt. Sie bestehen aus zwei Teilen, dem Implantat und dem Sprachprozessor. Das Implantat wird unter der Kopfhaut auf dem Schädelknochen fixiert. Daran befestigt ist der Elektrodenträger (zur Stimulation der Hörnervenbündel), der in die Cochlea (Hörschnecke) eingeführt wird. Der elektrische Strom fließt von der Reizelektrode durch Flüssigkeit und Gewebe zu einer Referenzelektrode, die – je nach Hersteller – unter das Muskelgewebe gelegt wird oder aber sich im Gehäuse des Implantates befindet.
Die Operation dauert ca. 2 Stunden. Nach einer Einheilungsphase von 4-5 Wochen wird der Sprachprozessor angepasst. Der Sprachprozessor besteht aus ei-

nem Mikrofon (Signalverarbeitung) und einem Batterieteil. Er wird hinter dem Ohr getragen. Der Sprachprozessor ist über ein kurzes Kabel mit der Sendespule (Signalübertragung) verbunden, die magnetisch auf der Haut oder dem Haar haftet.

Die gesamte Energieversorgung (Batterien bzw. Akkus) des CI-Systems befindet sich am Sprachprozessor hinter dem Ohr. Der implantierte Teil des Systems benötigt keine eigene Batterie, da er über die Spule von der Batterie des Sprachprozessors versorgt wird.

Zwei Hersteller (MED-EL und Cochlear) haben zur Bedienung der Hinter-dem-Ohr-Geräte Fernbedienungen entwickelt. Es lassen sich z. B. verschiedene Programme für unterschiedliche Hörsituationen einstellen, die die Lautstärke und die Empfindlichkeit variieren sowie die Umstellung auf die Telefonspule vornehmen.

Äußerlich kann man das CI der Haarfarbe anpassen (bei allen Fabrikaten stehen verschiedene Farben zur Verfügung) bzw. lassen sich durch farbige Batteriefächer modische Akzente setzen. Die Spule kann sichtbar auf den Haaren getragen oder unsichtbar unter die Haare geschoben werden. Zum Platzieren der Spule ist das Entfernen der Haare nicht erforderlich.

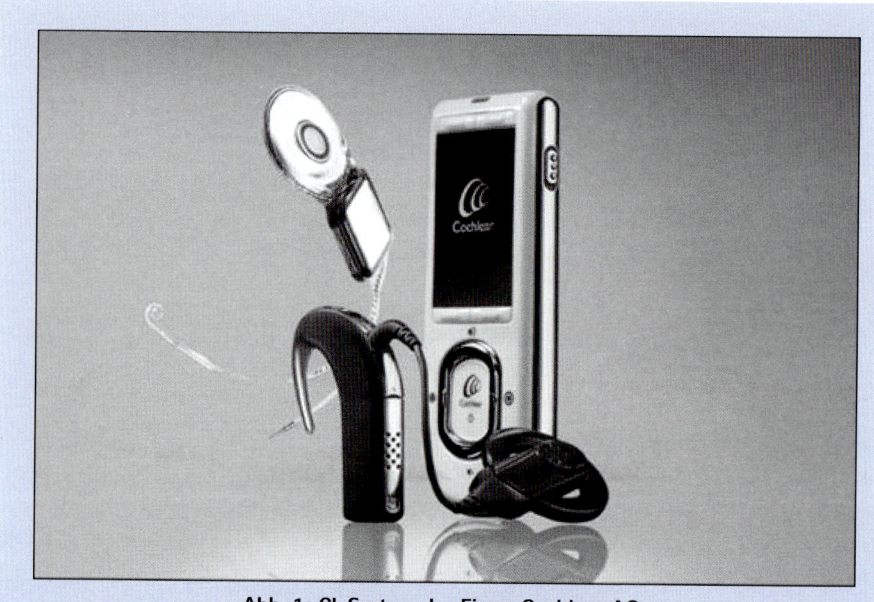

Abb. 1: CI-System der Firma Cochlear AG

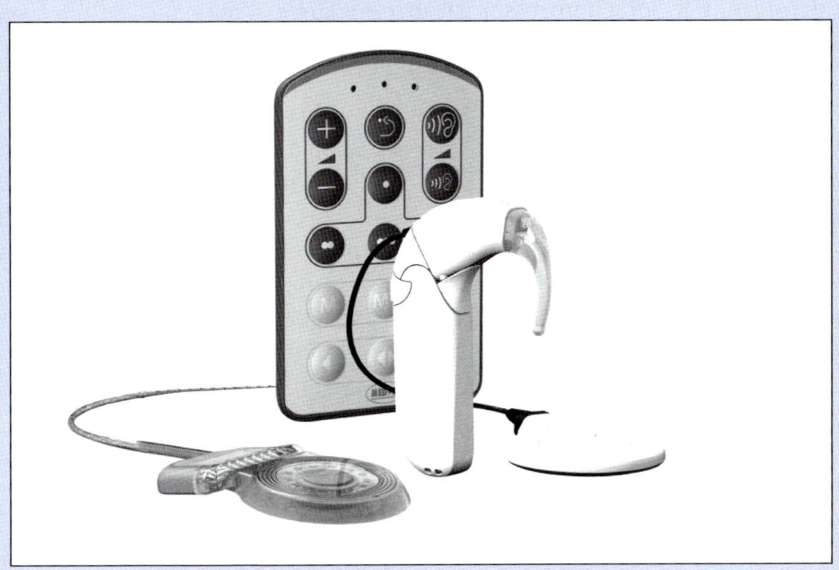

Abb. 2: CI-System der Firma MED-EL GmbH

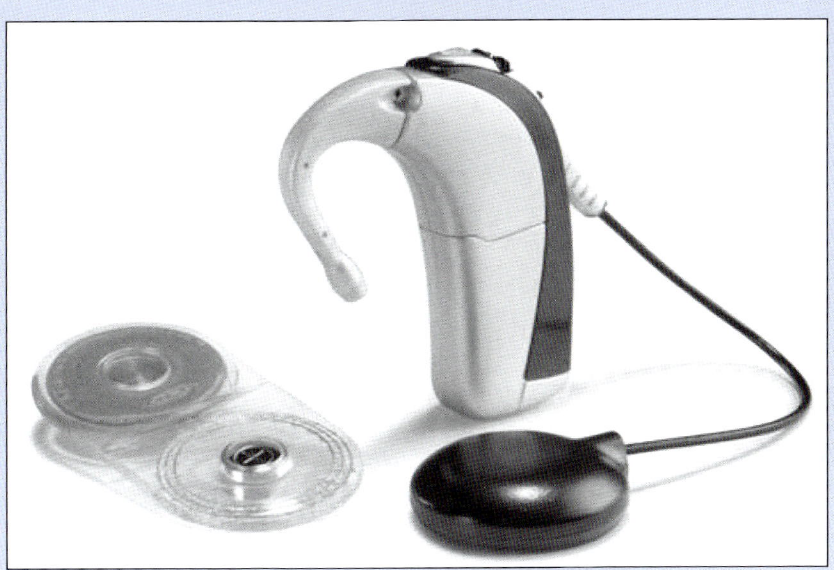

Abb. 3: CI-System der Firma Advanced Bionics

Wie funktioniert das Hören normalerweise?

Anatomische Strukturen

Das Gehör besteht aus dem Außen- und Mittelohr, dem Innenohr und der Hörbahn. Am Hörvorgang sind folgende anatomische Strukturen beteiligt: die Ohrmuschel, der Gehörgang, das Trommelfell, die Gehörknöchelchen (Hammer, Amboss, Steigbügel) in der Paukenhöhle, die Hörschnecke (Cochlea), die Bogengänge (Vestibulares System) und die Hörnervenbahn.
Bei der Schnecke wird zwischen knöcherner und häutiger Schnecke unterschieden. Die knöcherne Schnecke ist in das Felsenbein der Schädelbasis eingebettet. Sie windet sich 2 ½-mal spiralförmig ca. 30-35 mm lang um eine Achse (Modiolus), die Nerven und Gefäße enthält.
Die häutige Schnecke (Ductus cochlearis) ist mit Flüssigkeit (Endolymphe/Perilymphe) gefüllt und endet an der Schneckenspitze. Sie besteht aus drei verschiedenen Kanälen (Scala vestibuli, Scala tympani, Scala media).
Die untere Wand der häutigen Schnecke wird durch die Basilarmembran gebildet. Dort liegt das Cortische Organ mit den Hörsinneszellen, hier sind in drei Reihen die äußeren und in einer Reihe die inneren Haarsinneszellen aufgereiht.

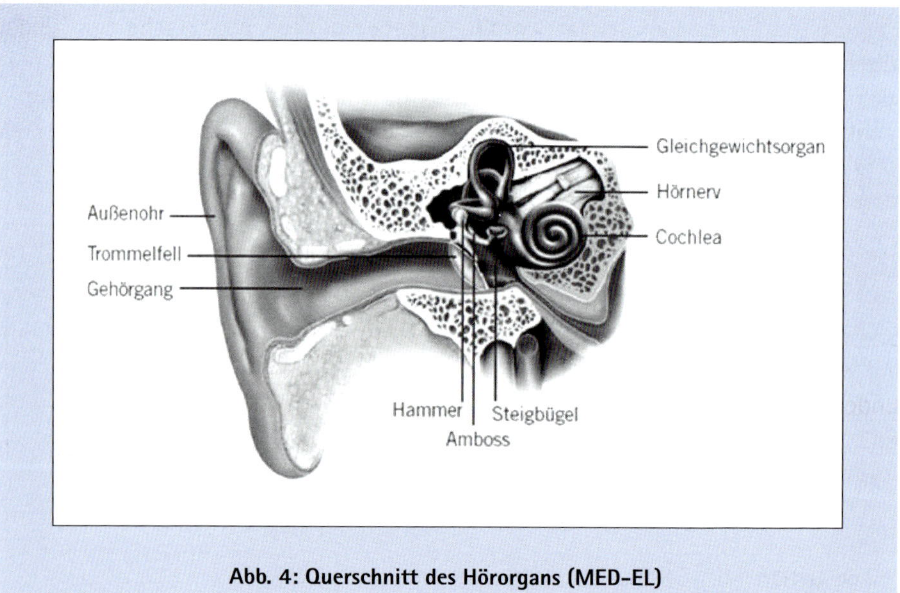

Abb. 4: Querschnitt des Hörorgans (MED-EL)

Das menschliche Gehör umfasst den Frequenzbereich (Hörfläche) zwischen 16 Hertz und 20.000 Hertz. Die Hörfläche oder das Hörfeld ist der **Frequenzbereich** und **Pegelbereich** von **Schall**, der vom menschlichen Gehör wahrgenommen werden kann.
Die Hörfläche kann auch das individuelle Hörvermögen eines einzelnen Menschen beschreiben.

Liegen **Hörstörungen** vor, kann sich die Hörfläche verkleinern. Auch mit zunehmendem Alter verkleinert sich die Hörfläche oft durch Anstieg der Hörschwelle, insbesondere bei hohen Frequenzen (Altersschwerhörigkeit). Oft werden in das Hörfeld auch zwei kleinere Felder eingezeichnet, das Sprachfeld und das Musikfeld. Das sind jene Frequenz- und Pegelbereiche, die für die Wahrnehmung von Sprache oder Musik besonders wesentlich sind (s. Abb. 5).

Wie entsteht ein Höreindruck?

Der Schall wird durch die Ohrmuschel aufgenommen, durch den Gehörgang geführt und versetzt das Trommelfell in Schwingung. Dadurch bewegen sich die Gehörknöchelchen. Das Mittelohr passt dabei die unterschiedlichen Widerstände von Luft und Flüssigkeit im Innenohr aneinander an. Die Gehörknöchelchen übertragen die Schwingung von einer großen Fläche auf die kleine Fläche der Steigbügelfußplatte am ovalen Fenster. Über die Membran am ovalen Fenster wird der Schall in das Innenohr geleitet. Dadurch wird die Flüssigkeit des oberen Schneckenkanals in Schwingung (Scala vestibuli) versetzt und wandert bis zur Schneckenspitze, tritt dort in den unteren Kanal (Scala tympani) ein und wandert bis zum runden Fenster. Dieser Mechanismus (Impedanztransfor-

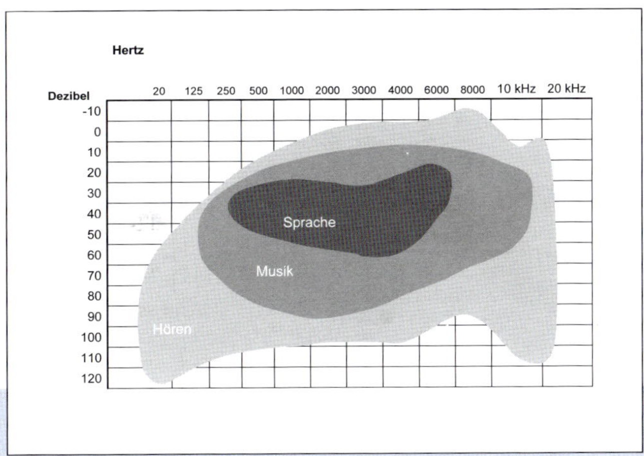

Abb. 5: Hörfeld

mation) gelingt besonders gut im Frequenzbereich zwischen 1000 und 3000 Hertz. Deshalb ist das Gehör in diesem Bereich besonders empfindlich.

Übertragung auf den Hörnerv

Die aktuelle Vorstellung von der Übertragung der Wellen an den Hörnerv geht von einer intensiven Wellenverbreitung in der Cochlea aus, die durch aktive Prozesse der äußeren Haarsinneszellen verstärkt wird (cochleärer Verstärker). Die Ausbreitungswelle läuft auf der Basilarmembran zu einer Resonanzstelle, die jeder Frequenz eindeutig zugeschrieben ist (Frequenz-Ort-Übertragung/Tonotopie). Hohe Frequenzen haben ihre Resonanzstelle in der unteren Windung (basal) und tiefe Frequenzen in der obersten Windung (apikal). Die Bewegungen der äußeren Haarsinneszellen können leisen Schall verstärken und zu lauten Schall dämpfen.

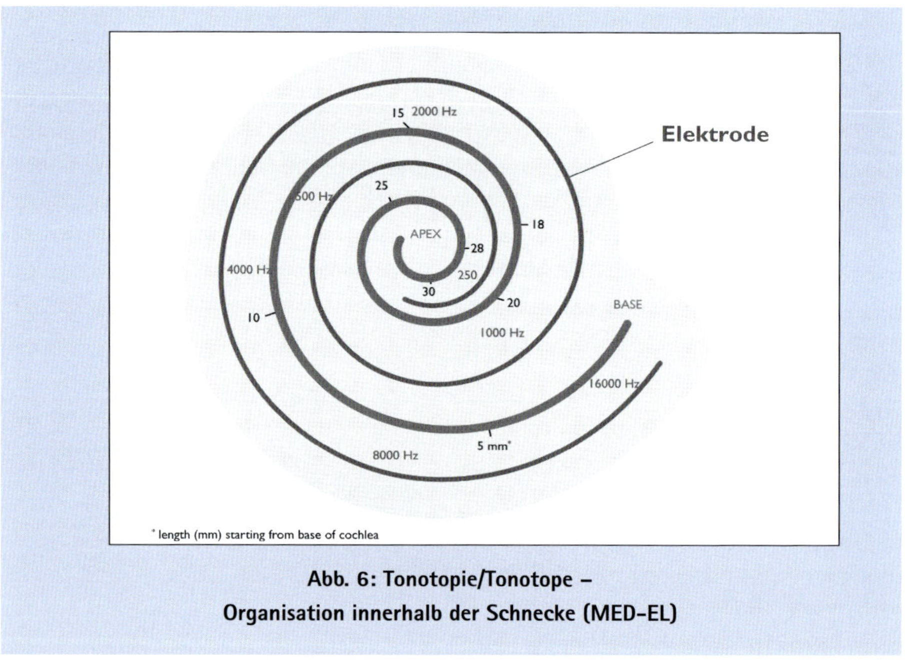

**Abb. 6: Tonotopie/Tonotope –
Organisation innerhalb der Schnecke (MED-EL)**

Die Rezeptoren der inneren Haarsinneszelle werden durch die Bewegung der Basilarmembran angesprochen, sodass eine elektrische Entladung für die Übertragung auf Dendriten des Hörnervs sorgt. Der Hörnerv besteht aus etwa 20.000

Einzelfasern. Die Eigenschaft der Basilarmembran bleibt beim Hörnerv erhalten. Jede einzelne Faser kann eine Tonfrequenz optimal übertragen. Wird ein Reiz lauter, so werden mehrere Fasern erregt (Intensitätscodierung). Das Ohr nutzt zusätzlich den zeitlichen Ablauf von Schallsignalen und ihrer Wiederholungen (Periodizität) zur Signalanalyse.

Einteilung der Hörschäden

In Deutschland wird das Ausmaß der Schwerhörigkeit in geringgradige Schwerhörigkeiten ab 20 Dezibel (dB) auf dem besseren Ohr bei den Frequenzen 500 Hertz, 1000 Hertz, 2000 Hertz und 4000 Hertz mit Sinuston gemessen. Als mittelgradig schwerhörig gilt ein Schwerhöriger, wenn die Hörschwelle bis zu 70 dB liegt. Die Hörschwelle der Hochgradigkeit wird bis 94 Dezibel eingeteilt und von Restgehör bzw. Hörrestigkeit wird bei einer Hörschädigung ab 95 Dezibel Hörverlust in den für Sprache relevanten Frequenzen gesprochen.

Schweregrad	Hörverlust in Dezibel	Alltagsgeräusche	
	0	Definierte Hörschwelle	
leichtgradige Schwerhörigkeit	10 20 30 39	Blätterrauschen im Wald Tropfender Wasserhahn Flüstern Brummen eines Kühlschranks	
mittelgradige Schwerhörigkeit	40 50 60 69	Leise Radiomusik Umgangssprache / PKW 15 m Abstand	
hochgradige Schwerhörigkeit	70 80 90 94	Rasenmäher PKW mit 50 km/h in 1 m Abstand PKW mit 100 km/h in 1 m Abstand	
Hörrestigkeit	95 100 110	Kreissäge, Posaunenchor Personenflugzeug in 7 m Abstand	

Abb. 7: Schweregrade der Hörstörung und Auswirkung auf den Alltag

Ursachen für eine hochgradige Schwerhörigkeit

Für den Beginn der Schwerhörigkeit im Erwachsenenalter sind unterschiedliche Ursachen bekannt. Neben dem natürlichen Alterungsprozess (Presbyakusis) können individuelle Faktoren wie Vererbung oder immunologische Prozesse Auslöser sein. Zusätzlich wirken Umwelteinflüsse wie Lärm, Ernährung, gehörschädigende Medikamente oder Erkrankungen des Herzkreislaufsystems auf die Hörfähigkeit ein. Je älter ein Mensch wird, desto wahrscheinlicher ist es, dass eine durch Hörminderung bedingte Beeinträchtigung der Kommunikationsfähigkeit vorliegt.
Man kann bei 25% der 50- bis 59-Jährigen, bei ca. 40% der 60- bis 69-Jährigen und bei 55% der über 70-Jährigen von einer Hörbeeinträchtigung ausgehen.
Die wichtigsten Merkmale einer Schwerhörigkeit im Alter sind der Hochtonverlust, eine herabgesetzte Unbehaglichkeitsschwelle und die nachlassende Fähigkeit, im Störschall Sprache zu verstehen.
Ein weiterer Grund für den Hörverlust kann ein Unfall oder der Hörsturz sein.

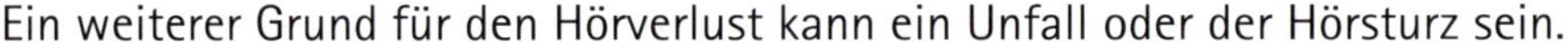

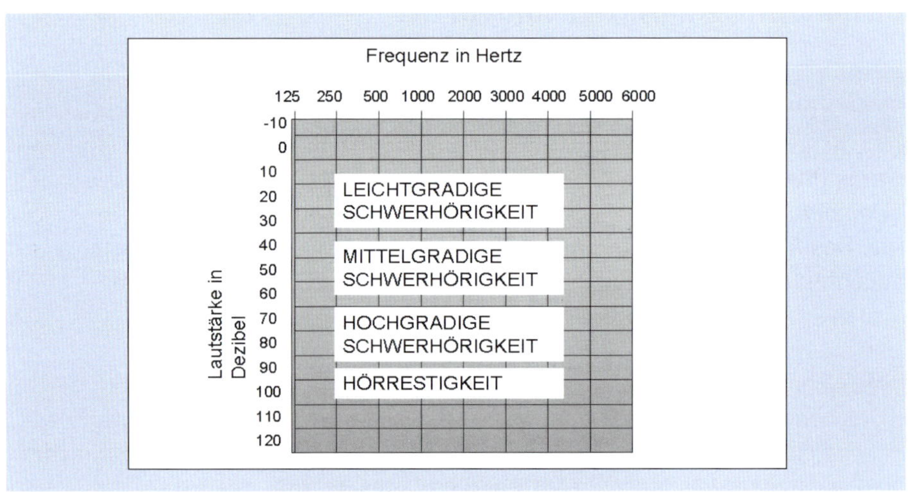

Abb. 8: Einteilung der Hörschäden

Der Ort der Schädigung ist das innere Ohr – die Cochlea. Dort befinden sich die Haarsinneszellen auf der Basilarmembran. Durch die Einschränkung der Bewegung der Haarsinneszellen ist die synaptische Reizung der Hörnervenfasern gestört, sodass die Reizweiterleitung verhindert wird. Die Reizweiterleitung im Innenohr findet nicht oder nur noch eingeschränkt statt, da die Haarzellen geschädigt bzw. zerstört sind. Für diese Schädigung kann es angeborene (genetische) oder erworbene (Umwelteinflüsse, Lärmschädigung, Krankheiten) Ursachen geben. Medikamentös bzw. operativ behandelbar ist die Schallempfindungsschwerhörigkeit normalerweise nicht. Ausnahmen bilden entzündliche Prozesse, die durch eine Medikamentengabe gestoppt werden können.

Synonyme zum Fachbegriff Innenohrschwerhörigkeit:

- Cochleäre Schwerhörigkeit (Schädigung der Haarzellen in der Cochlea)
- Gehörlosigkeit
- Schallempfindungsschwerhörigkeit
- Hörsturz (plötzlicher Hörverlust ohne erkennbare Ursache)

Welche Erkrankungen können zu einer Innenohrschwerhörigkeit führen?

Akustikusneurinom oder Vestibularisschwannom

Das Akustikusneurinom (AN) ist ein gutartiger Tumor, der vom Hör- und Gleichgewichtsnerv ausgeht (Nervus vestibulocochlearis); dabei kommt es zu Hörminderung, Ohrgeräuschen (Tinnitus) und Gleichgewichtsstörungen (Schwindel). Die Hörminderung fällt z. B. beim Telefonieren auf und betrifft besonders die hohen Töne. Das Akustikusneurinom führt im Laufe der Zeit zu einer erheblichen Verschlechterung des Hörvermögens, auch wenn der Tumor behandelt wird.

Auditorische Synaptopathie, auditorische Neuropathie

Hierbei handelt es sich um eine seltene Form der zentralen, retrocochleären Schwerhörigkeit, deren Leitsymptome der schwankende, meist beidseitige, selten auch einseitig auftretende Hörverlust sowie die oft starke Einschränkung des Sprachverstehens besonders bei Störgeräuschen sind.

Cholesteatom (chronische Entzündung des Mittelohres)

Das Cholesteatom ist eine chronische Knocheneiterung (Entzündung) der Deckzellenschicht von Gehörgang und Trommelfell. Die größte Gefahr eines unbehandelten Cholesteatoms besteht darin, dass die Entzündung und die Knochenzerstörung in andere Bereiche des Ohres vordringen können. Hiervon können die Gehörknöchelchen, das Innenohr sowie die Hirnnerven betroffen sein. Im schlimmsten Fall kann die Entzündung auch die Hirnhaut und Hirngewebe erfassen.

Cogan-Syndrom

Das Cogan-Syndrom ist eine Autoimmunerkrankung, die zur Ertaubung führt. Damit geht eine Obliteration (Verwachsung) und/oder Ossifikation (Bildung von Knochengewebe) der Cochlea einher. Der Erkrankungsbeginn liegt im Jugendalter und hat eine progrediente Innenohrschwerhörigkeit zur Folge. Zusätzliche Symptome können Ohrensausen, Schwindel, Nystagmus (Sehstörung), Ataxie oder eine Entzündung der Hornhaut des Auges (Keratitis) sein.

Hörsturz

Der Hörsturz ist eine meist einseitig auftretende plötzliche Schallempfindungsstörung ohne erkennbare Ursache. Der Hörverlust kann geringgradig sein, aber auch bis zur Gehörlosigkeit reichen.

Morbus Menière

Mit Morbus Menière bezeichnet man eine Erkrankung des Innenohres, die mit einseitigem Hörverlust, Anfällen von Drehschwindel und Ohrgeräuschen (Tinnitus) einhergeht.

Neurofibromatose Typ II

Dies ist ein gutartiger Tumor, der auf einem genetischen Defekt beruht und meist beidseitig auftritt; Symptome sind langsam zunehmende Schwerhörigkeit und begleitender Schwindel sowie Ohrgeräusche (Tinnitus).

Otosklerose

Die Otosklerose ist eine Erkrankung des Knochens, der die Schnecke umgibt. Die Fixierung der Steigbügelplatte (Prozess der Verknöcherung) hat eine Versteifung der Übertragungskette von Hammer, Amboss und Steigbügel zur Folge, sodass der Schall nicht mehr zum inneren Ohr weitergeleitet wird. Dies führt zur Schallleitungsschwerhörigkeit oder falls das innere Ohr betroffen ist zu einer kombinierten Schwerhörigkeit, die meist operativ behandelt werden kann.
Frauen zwischen 20 und 40 Jahren sind doppelt so häufig betroffen wie Männer.

Usher-Syndrom

Das Usher-Syndrom ist eine erblich bedingte Kombination von langsam fortschreitender Netzhautdegeneration – Retinitis pigmentosa (RP) – und bereits früh einsetzender Innenohrschwerhörigkeit oder Gehörlosigkeit von Geburt an.

Es ist benannt nach dem englischen Augenarzt Charles H. Usher, der 1914 die rezessive Vererbung des Syndroms beschrieb.
Ausgehend von klinischen Befunden wird das Syndrom in drei Typen eingeteilt:

- Usher Typ I: Kombination von angeborener Gehörlosigkeit und Retinitis pigmentosa
- Usher Typ II: Kombination von mittlerer bis hochgradiger Schwerhörigkeit und Retinitis pigmentosa
- Usher Typ III: Kombination von zunehmender Schwerhörigkeit und Retinitis pigmentosa

Aufbau und Funktion des Cochlea Implantat-Systems

Wie funktioniert das CI-System?

Cochlea Implantate sind elektronische Reizprothesen, die die Funktion der ausgefallenen Hörsinneszellen im Innenohr übernehmen. Dabei wird der Schall über ein Mikrofon aufgenommen und durch den Sprachprozessor mittels eines analog-digital Wandlers in eine Abfolge elektrischer Impulse codiert. Die elektrischen Impulse werden auf den noch intakten Hörnerv übergeleitet.

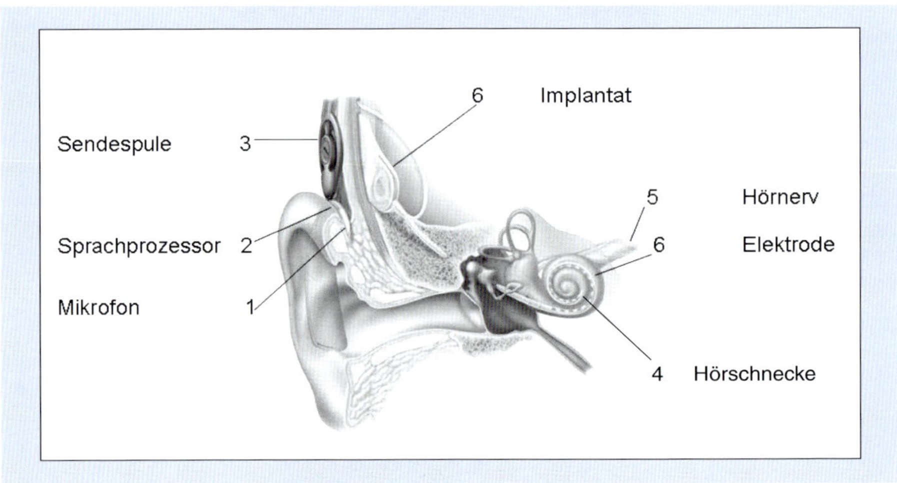

Abb. 9: Elemente des CI-Systems (Cochlear AG)

Das CI-System besteht aus zwei Komponenten: dem internen Implantat (6) und dem externen Sprachprozessor (2), der ähnlich wie ein Hörgerät hinter dem Ohr getragen wird. Das Mikrofon (1) des Sprachprozessors nimmt den Schall auf. Dieser wird im Sprachprozessor in elektrische Signalmuster umgewandelt und über die Sendespule (3) an das Implantat (6) gesendet. Das Implantat nimmt über die Empfängerspule die Informationen auf und gibt sie an die Elektroden weiter, die in der Hörschnecke (4) platziert sind. Die Elektroden stimulieren dort die Hörnervenfasern (5). Diese eingehenden Impulse werden über die aufsteigende Hörbahn an das Gehirn weitergeleitet. Im Hörzentrum (auditorischer Kortex) werden die Signale entschlüsselt. Der erwachsene postlingual (die Gehörlosigkeit stellt sich erst nach erfolgtem Spracherwerb ein) ertaubte Mensch kann diese Reize durch vorhandene Muster im Langzeitgedächtnis vergleichen. Nach einer Phase des intensiven Hörtrainings gelingt es einigen Patienten, in Ruhe wie im Störschall, Sprache wiederzuerkennen. Dagegen befinden sich taub geborene oder im Spracherwerb ertaubte Kinder in einer völlig anderen Situation. Die Codierung und Encodierung kann nicht stattfinden, da das auditive Gedächtnis sich erst noch entwickelt.

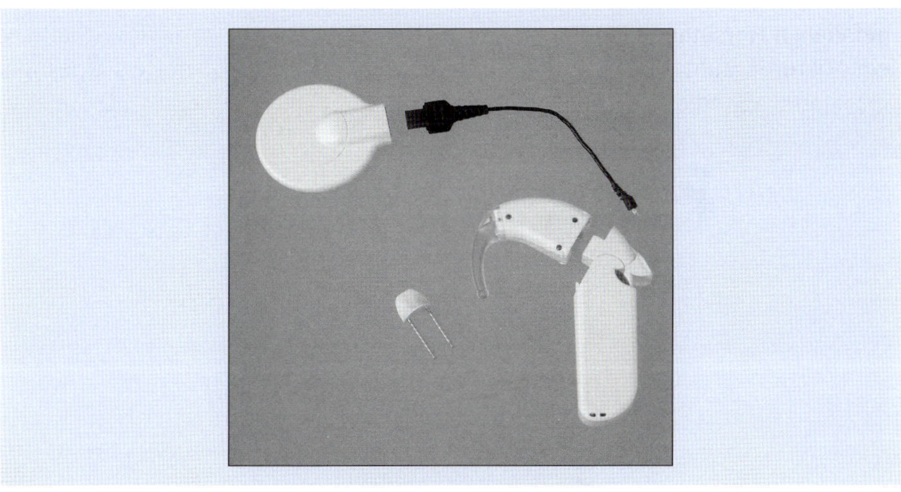

Abb. 10: CI-System und seine Bestandteile (Universitätsklinikum Köln)

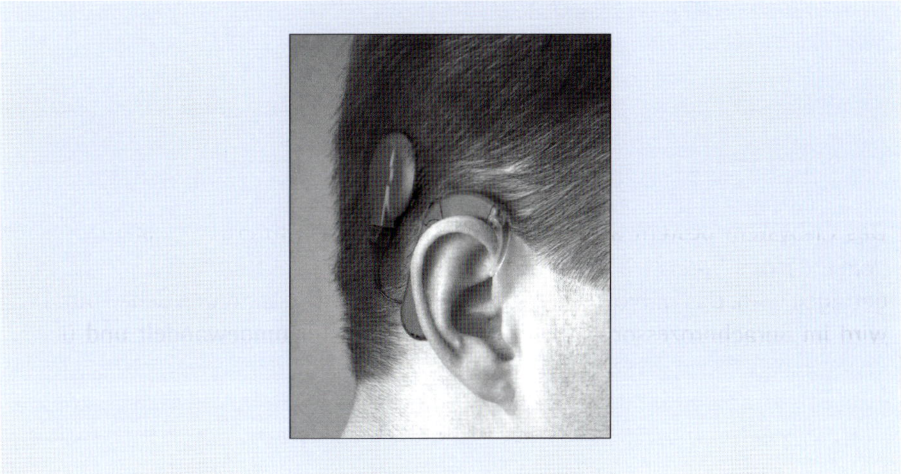

Abb. 11: CI-System am Patienten (Universitätsklinikum Köln)

Cochlea Implantat-System			
Firma	**Cochlear**	**MED-EL**	**Advanced Bionics**
Hauptsitz der Firma	Australien	Österreich	USA
Service in Deutschland	Hannover	Starnberg	München
Gehäusematerial	Titan	Titan	Titan
Implantat	CI24RE	Concerto	HiRes90K
Abmessung (mm)	55,5x3,9	45,7x3,3	keine Angabe
Sprachprozessor	CP810	Opus 2	Harmony
Elektroden/Kanäle	24/22	13/12	17/120
Messmöglichkeiten	Impedanzen, NRT, EBERA	Impedanzen, ART, EBERA	Impedanzen, NRI
Sprachcodierungs-strategien	ACE, ACE(RE), CIS, MP3000, Speak, Signalvorbereitungen	CIS, HDCIS, FSP, FS4, FSP4	HiRes, HiRes-Fidelity 120
Programmspeicher-plätze	4	4	3
Bedienelement und Anzeigen	Prozessor: 2 Drucktasten, Leuchtanzeige, integrierte Telefonspule, Fernbedienung: alle Funktionen des Prozessors, akustische Anzeige, LCD-Display	Prozessor: Ein-/Ausschalter, Leuchtanzeige, integrierte Telefonspule, Fernbedienung: Folientasten für Lautstärke, Empfindlichkeit, Programm, Telefonspule	Prozessor: Schiebeschalter (Programm), Drehregler für Lautstärke, Leuchtanzeige, integrierte Telefonspule, Fernbedienung: keine
Energieoption	2-3 Zink-Luftbatterien, Li-Ion-Akkus	3 Zink-Luftbatterien, Li-Ion-Akkus	Keine Batterien, Li-Ion-Akkus
Kernspintomographie (MRT)	bis 3 Tesla, aber Rücksprache mit Firma	bis 1,5 Tesla, aber Rücksprache mit Firma	Rücksprache mit Firma
Spritzwassergeschützt	System ist geschützt	Sprachprozessor ist geschützt	System ist geschützt
Farben	4 Grundfarben, farbige Abdeckkappen	12 Grundfarben	3 Grundfarben

Abb. 12: Tabelle mit den wichtigsten Daten von Cochlear, MED-EL, AB

Für wen ist die Innenohrprothese geeignet?

Zielgruppen

Das Cochlea Implantat kommt für Menschen infrage, die unter einer an Taubheit grenzenden Schwerhörigkeit beidseits leiden und bei denen optimal angepasste (digitale) High Power-Hörgeräte keine Verbesserung der Hörsituation mehr herbeiführen können. Das bedeutet für den Betroffenen, dass er kein Gespräch mehr ohne Blickkontakt führen kann, dass Nebengeräusche bzw. Gruppensituationen ein Gespräch unmöglich machen, dass Telefonieren nicht mehr möglich ist, Warnsignale nicht oder zu spät wahrgenommen werden, es zu Verunsicherungen im allgemeinen Straßenverkehr kommt, es zu erheblichen Schreckmomenten führt, wenn herannahende Menschen sich erst durch Berühren bemerkbar machen können.

Im Folgenden werden die Hörbedingungen erläutert, bei denen ein CI nutzen kann:

- Wenn bei funktionsfähigem Hörnerv (keine retrocochleäre Störung) eine rein cochleäre hochgradige, an Taubheit grenzende Schwerhörigkeit beidseits vorliegt.
- Wenn im Freiburger Einsilbersprachverständnistest weniger als 30-50% bei 70 dB erkannt werden.
- Wenn das Satzverstehen beim Oldenburger Satztest weniger als 50% beträgt.
- Wenn eine hochgradige Schwerhörigkeit besteht, aber durch Hörgeräte die Höranstrengung nicht vermindert werden kann.
- Wenn durch die bimodale Versorgung (CI und Hörgerät) das beidohrige Hören deutlich verbessert werden kann (binaurales Hören).

Die Indikation für CI bei einseitiger Ertaubung (z. B. nach Hörsturz) zur Erreichung des binauralen Hörens als Voraussetzung für Hören in Gruppen und im Störschall bedarf einer besonderen Prüfung. Die Voraussetzung wird meist zuvor mit den Kostenträgern geklärt, damit die Übernahme der Kosten für Operation und Implantat gewährleistet ist.

Bilaterale CI-Versorgung/Binaurales Hören

Bei einer CI-Versorgung werden beide Ohren aufgrund einer an Taubheit grenzenden Schwerhörigkeit mit einem CI versorgt. Die beidohrige Versorgung mit CIs ist bei Erwachsenen bisher keineswegs Standard (simultane Versorgung). Eine

Ausnahme bildet die bilaterale Versorgung nach einer Meningitiserkrankung, da hier die Gefahr besteht, dass die Hörschnecken als Folge der Erkrankung verknöchern, sodass zu einem späteren Zeitpunkt kein Elektrodenstrahl mehr in die Hörschnecke eingeführt werden kann.
Häufig profitiert das zweite Ohr noch von einem Hörgerät oder dem Patienten reicht das Hörergebnis auf dem ersten Ohr. Kommt es auch zu einer Versorgung des zweiten Ohres, meist nach der intensiven Rehabilitationsphase des ersten Ohres (sequenzielle Versorgung), durchläuft der Patient die gleichen Stationen wie beim ersten Mal: Voruntersuchung, Operation sowie Nachsorge.
Beidohriges Hören führt zu deutlich besseren Hörergebnissen, besonders in schwierigen Hörsituationen. Diese entstehen in Gruppen mit mehreren Sprechern (Konferenzen, Familienfeiern), bei Gesprächen mit Nebengeräuschen (z. B. das Klappern des Geschirrs im Café, spielende Kinder in der Nachbarschaft, die Straßenkreuzung vor dem Haus, Kegelabend) bzw. bei langen Nachhallzeiten in großen Räumen oder Sälen (z. B. in der Kirche, im Theater oder Konzertsaal bzw. bei Vorträgen, Tagungen) bei ungünstigen raumakustischen Bedingungen (Großraumbüro, keine Textilien, große Fensterflächen usw.).

Patienten berichten ...

„Ich arbeite im Kundendienst. Während der Autofahrt muss ich häufig telefonieren, um neue Aufträge entgegenzunehmen. Das war wegen der Auto- und Straßengeräusche sehr schwierig bzw. eigentlich unmöglich. Ich verstand die Adressen nicht richtig, schrieb die Kundennamen falsch auf und hatte dann Schwierigkeiten, pünktlich anzukommen. Auch die Kunden konnte ich nicht verstehen. Während ich arbeitete, konnte ich sie nicht anschauen.
Vor 9 Monaten habe ich ein CI bekommen und inzwischen fallen mir all diese Aufgaben bedeutend leichter. Am Anfang musste ich viel üben, aber es hat sich gelohnt. Allerdings war ich mit dem Hörergebnis immer noch nicht zufrieden, sodass ich mir vor 3 Monaten auch das zweite Ohr habe operieren lassen. Jetzt kann ich tatsächlich im Auto telefonieren, mit den Kunden sprechen und bin abends nicht völlig erschöpft." (Mitarbeiter im Kundenservice, 50 Jahre)

„Mit dem ersten CI - das habe ich schon als Kind bekommen - konnte ich mich gut unterhalten, wenn ich das Mundbild des Sprechers sah. In den Vorlesungen war ich dann allerdings auf die FM-Anlage angewiesen, die manche Dozenten abgelehnt haben zu tragen. So musste ich

zum Lernen und Nacharbeiten häufig auf die Mitschriften der Kommilitonen zurückgreifen. Für meine berufliche Zukunft als Lehrerin wollte ich unbedingt eine Hörverbesserung. Schließlich sind Kinder eher unruhig und machen zahlreiche Nebengeräusche. Das zweite CI hat mir für das Klangerleben schon einige Vorteile gebracht. Alles klingt voller, räumlich und außerdem kann ich mich sogar schon im fahrenden Auto von der Rückbank aus unterhalten." (Studentin Lehramt, 25 Jahre)

Bilateral versorgte Patienten schildern Klangverbesserungen bei allen auditiven Wahrnehmungen. So werden größere Hörweiten erreicht, das Richtungshören (räumliches Hören) gelingt, der Klang ist runder und vollkommener, das Verstehen im Störschall ist erfolgreicher und die Höranstrengung nimmt ab, sodass längere Zeiten des konzentrierten Zuhörens möglich werden. Die verbesserte Hörqualität wirkt sich offenbar auch positiv auf die Qualität des Musikhörens aus.
Außerdem lässt sich anhand der Voruntersuchungen nicht vorhersagen, welches der beiden Ohren das „bessere" Ohr sein wird – werden beide Ohren versorgt, ist das Ohr, mit dem das bessere Sprachverstehen zu erreichen ist, auf jeden Fall dabei.

Was ist ein Hybridgerät bzw. die Elektroakustische Stimulation?

Ein Hybridgerät ist eine Kombination aus einem Hörgerät und einem Cochlea Implantat. Dieses System wird Elektroakustische Stimulation (EAS) genannt. Bei einer Hörstörung, bei der die hohen Frequenzen kaum bis nicht mehr gehört, die tiefen Töne aber noch recht gut gehört werden können, kann dieses System zum Einsatz kommen. Das CI stimuliert dann die hohen Frequenzen elektrisch und das Hörgerät die tiefen Frequenzen akustisch. Der Einsatz der EAS ist zu überlegen, wenn sich die Hörkurve des Patienten innerhalb des dunkelgrauen Bereichs des Diagramms abbildet (s. Abb. 13). Das kombinierte System ermöglicht in diesem besonderen Fall der Hörschädigung ein besseres Sprachverstehen, als dies allein durch ein Hörgerät bzw. ein CI möglich ist. Die Voraussetzung für die Indikation ist eine über mehrere Jahre hinweg stabile Hörschwelle. Diese Operation sollte durch einen besonders erfahrenen Ohrchirurgen durchgeführt werden, damit das Restgehör erhalten bleibt.

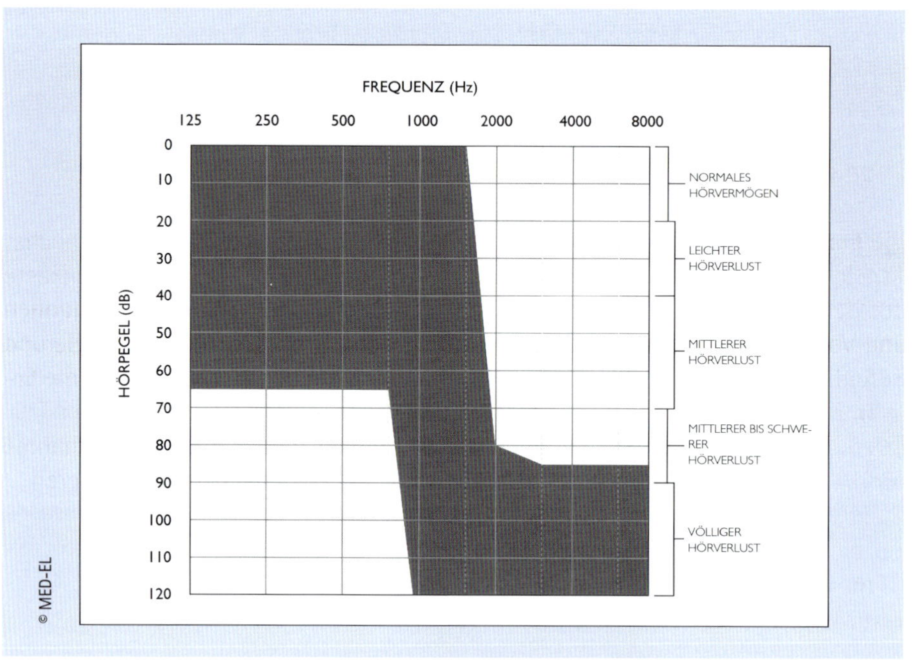

Abb. 13: Indikationsrahmen für EAS (elektroakustische Stimulation)

Welche Alternativen gibt es, wenn das CI nicht geeignet ist?

Hirnstammimplantat oder Mittelhirnimplantat

Für den Fall, dass der Hörnerv geschädigt bzw. die Cochlea verknöchert ist, sodass kein Elektrodenstrahl mehr eingeschoben werden kann, wurde das Hirnstammimplantat (Auditory Brainstem Implant – ABI) bzw. das Mittelhirnimplantat (Auditory Midbrain Implant – AMI) entwickelt. Dabei handelt es sich um ein zentral-auditorisches Implantat, das den Hörnerv umgeht. Der Elektrodenträger des ABI wird direkt auf dem Hirnstamm platziert. Der Aufbau und die Funktionsweise entsprechen ansonsten dem des CI. Die Hörwahrnehmung gelingt bei dieser Vorgehensweise bisher nicht so gut wie beim CI. In der Regel bleiben die Patienten von einer Kombination aus Lippenlesen und Hören beim Sprachverstehen abhängig. Meist wird kein offenes Sprachverstehen erreicht.

Versorgung mit einem CI

Wer entscheidet, ob man ein Cochlea Implantat bekommt?

Die Entscheidung für oder gegen ein CI wird von dem Betroffenen (persönlicher Aspekt), dem Team der CI-Klinik (medizinischer Aspekt) sowie der Krankenkasse des Betroffenen (finanzieller Aspekt) auf der Grundlage der Voruntersuchungen und Vorgespräche gefällt. In diesem Entscheidungsprozess spielen die Ziele und Befindlichkeiten des erwachsenen Schwerhörigen genauso eine Rolle wie die Ergebnisse der Voruntersuchungen und Vorgespräche in der CI-Klinik. Kommen beide zu einer positiven Entscheidung, muss die Krankenkasse die Kostenübernahme für die Operation und den anschließenden Rehabilitationsprozess garantieren.

Wie viel Zeit muss man bei der Versorgung mit einem CI einplanen?

Der eigentlichen Versorgung mit einem CI gehen umfangreiche Voruntersuchungen (s. Abb. 14) in einer spezialisierten CI-Klinik voraus. Die Termine werden in Abhängigkeit von den Ressourcen der Klinik und den persönlichen Bedingungen des Patienten durchgeführt. Steht auf der Grundlage der Voruntersuchungen ein OP-Termin fest, ist damit ein ca. 5-tägiger Krankenhausaufenthalt verbunden. Der Heilungsprozess dauert ca. 4-5 Wochen. Die Operationsnarbe verläuft hinter der Ohrmuschel, wo später auch der Sprachprozessor aufliegt. Deswegen ist es wichtig, dass die Heilung abgeschlossen ist, bevor die Erstanpassung stattfindet. Der Termin der Erstanpassung umfasst verschiedene ärztliche Kontrollen, die eigentliche Anpassung des Sprachprozessors sowie die erste Hörtherapie (ca. 6 Stunden). In der Folge gibt es z. B. im wöchentlichen Abstand kombinierte Anpassungs- und Therapietermine. Dann folgen individuell vereinbarte Termine zur Hörtherapie, die nach Bedarf mit einer technischen Anpassung gekoppelt werden. Die intensive Phase der Nachsorge ist nach ca. 6-12 Monaten abgeschlossen. Nachsorgetermine zur Überprüfung des Gesundheitszustandes des Patienten, seines Hörvermögens, zur Funktion des Gerätes und zum aktuellen Stand des Sprachverstehens finden innerhalb des ersten Jahres nach der Versorgung mit einem CI ca. alle 3 Monate statt. Außerdem besteht die Option, eine 3-wöchige stationäre Rehabilitation in einer spezialisierten Einrichtung in Anspruch zu nehmen (s. Interessante Adressen). Im Anschluss wechselt der Patient in die jährliche lebenslange Nachsorge der operierenden Klinik bzw. vereinbart dort Termine nach persönlichem Bedarf. In den verschiedenen Kliniken, die sich auf die Operation und Nachsorge mit einem Cochlea Implantat spezialisiert haben, existieren individuelle Zeitpläne, die sich in den Abläufen, der Termindichte und -häufigkeit durchaus unterscheiden. Das ist auf die individuellen Rahmenbedingungen der Klinik sowie auf die verschiedenen Erfahrungen der spezialisierten Abteilungen über die Jahre zurückzuführen, es ist aber kein direkter Hinweis auf Qualitätsunterschiede.

Bei der Entscheidung für eine CI-Klinik sollte einerseits die Wohnortnähe wegen der lebenslangen Nachsorge eine Rolle spielen, andererseits ist der persönliche Eindruck, den der Patient und seine Angehörigen in den Vorgesprächen und -untersuchungen gewinnen, ausschlaggebend. In der Regel gibt es die Möglichkeit, mit Patienten zu sprechen, die bereits mit einem CI versorgt wurden. Interessenten können sich auch über das Internet in entsprechenden Foren über Erfahrungen austauschen.

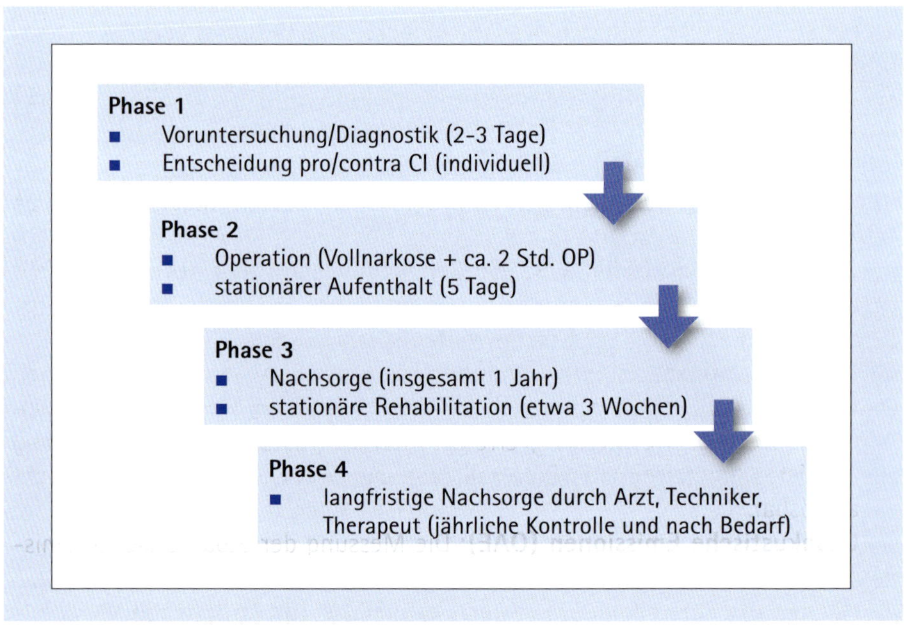

Abb. 14: Zeitlicher Ablauf einer CI-Versorgung

Diagnostik zur Feststellung der Eignung für ein CI

Phase1 – Welche Voruntersuchungen werden durchgeführt?

Ärztliche Vorstellung

- HNO-ärztliche Spiegeluntersuchung
- Ärztliche Beratung (Aufklärung zu Risiken/Operation/weitere Befunderhebung, ggf. probative Verordnung von Hörgeräten)
- Geschmackstest: Durch die Operation oder bei manchen Hörverschlechterungen kann der Geschmackssinn beeinträchtigt werden. Meist verbessert sich der Geschmack innerhalb weniger Tage nach der Operation wieder.

Mögliche postoperative Beschwerden

Jede Operation kann Komplikationen nach sich ziehen. Im Falle einer CI-Versorgung können folgende spezifische Besonderheiten auftreten:

- Postoperatives Schwindelgefühl
- Funktionsbeeinträchtigung des Gesichtsnervs (N. facialis) (Parese bzw. Mitstimulation)
- Funktionsbeeinträchtigung des Geschmacks- und Geruchsnervs
- Erhöhtes Meningitisrisiko
- Ohrgeräusche (Tinnitus)

Audiologische Vorstellung

Um die bestehenden Schädigungen zu untersuchen, stehen folgende Verfahren zur Verfügung:

- **Tympanogramm**: Damit wird die Schwingungsfähigkeit des Trommelfells überprüft. Die Messung erfolgt durch eine Mess-Sonde, die in den Gehörgang eingelegt wird. Die Untersuchung ist schmerzfrei.
- **Stapediusreflexe**: Bei intaktem Innen- und Mittelohr kann bei Lautstärken von 75-95 dB der Stapediusreflex (Muskelbewegung am Steigbügel) ausgelöst werden. Die Messung erfolgt mittels Mess-Stöpsel am Gehörgang und ist schmerzfrei. Bei einer vollständigen Taubheit ist der Reflex nicht auslösbar.
- **Otoakustische Emissionen (OAE)**: Die Messung der otoakustischen Emissionen überprüft die äußeren Haarsinneszellen im Innenohr. Beim normalen Hörvorgang entstehen Töne, wenn der gehörte Ton im Innenohr verarbeitet wird. Sie werden durch sehr empfindliche Mikrofone aufgenommen und sind normalerweise nicht hörbar (kein Ohrgeräusch oder Tinnitus).

- **Tonaudiometrie**: Sie untersucht die Hörschwelle für Töne auf beiden Ohren seitengetrennt per Kopfhörer und Knochenleitungshörer. Sprachaudiometrie: Während der Untersuchung wird das Einsilberverstehen, das Zahlenverstehen sowie Satzverstehen mit optimal angepassten Hörgeräten überprüft. Durch Lautsprecher werden Wörter, Zahlen oder Sätze von einer CD bei 65 dB vorgesprochen, die der Proband nachspricht.
- **BERA (Brainstem evoked response audiometry)**: ist ein objektives Testverfahren, um die Hörschwelle in dem Frequenzbereich zwischen 500 Hertz, 1000 Hertz, 2000 Hertz bis 4000 Hertz zu ermitteln. Die Überprüfung erfolgt seitengetrennt für jedes Ohr. Sie ermöglicht auch die Überprüfung der Funktionsfähigkeit des Hörnervs: So lässt sich durch die BERA eine Aussage über den Ursprungsort einer Hörstörung (Hörschnecke oder Hörnerv) treffen. Bei einer hochgradigen Schwerhörigkeit oder einem Restgehör ist diese Unterscheidung nicht möglich.
- **Promontoriumstest**: Dabei wird eine dünne Nadelelektrode durch das Mittelohr geführt und nahe an die Hörschnecke angelegt. Es wird die elektrische Antwort der Hörschnecke, die nach der akustischen Reizung über einen Einsteckhörer entsteht, gemessen. Diese Messung wird bei besonderen Fragestellungen, wie Langzeitertaubung, Erkrankungen des Gehörnervs oder Unfällen an der Schädelbasis durchgeführt.
- **Computertomographie des Schädels (CT)**: Mithilfe von Röntgenstrahlen wird die Hörschnecke sichtbar gemacht, um aufzuzeigen, ob die Gehörschnecke vorhanden ist, ob die Gehörschnecke regelrecht (zweieinhalb Windungen) angelegt ist oder ob Fehlbildungen oder Verknöcherungen vorliegen.
- **MRT (Magnet Resonanz Tomographie)**: Dieses bildgebende Verfahren stellt die Hirnstruktur und die Gehörschnecke wie beim CT dar. Die Strahlungsbelastung ist geringer, weshalb es während der Voruntersuchung bevorzugt eingesetzt wird.
- **Gleichgewichtstest:** Vor und nach der CI-Operation wird die Funktion des Gleichgewichts untersucht, um Irritationen des Gleichgewichts zu erkennen.

Technische Beratung zur Systementscheidung

Bevor der Patient sich für ein CI-System entscheiden kann, wird und sollte er über einige Aspekte informiert werden:

- Funktionsweise des CI-Systems
- Technische Daten der Fabrikate im Vergleich
- Aufklärung über den zeitlichen Aufwand für die Anpassung nach der Ersteinstellung

- Handhabung des CI-Systems
- Merkmale der Systeme für spezifische Hörsituationen und Lebenssituation

Pädagogisches Vorgespräch

Das pädagogische Vorgespräch hat einerseits diagnostischen Charakter und dient andererseits dazu, den Patienten und seine Angehörigen über die Konsequenzen einer CI-Operation aufzuklären.

- Erfassung der aktuellen Kommunikationssituation: Während des Vorgesprächs wird die momentane Kommunikationssituation des Betroffenen (mithilfe von Lippenablesen, Einsatz von Gebärden, schriftsprachliche Unterstützung) ermittelt
- Erfassung der Hörbelastungen am Arbeitsplatz
- Erläuterung der veränderten Hörsituation mit einem CI-System
- Inhalte des Hörtrainings nach der Versorgung mit einem CI
- Untersuchung zum Sprachverstehen und zur stimmlichen Situation in ruhiger Umgebung
- Aufklärung über den zeitlichen und persönlichen Aufwand für die Nachsorge
- Aufklärung über die Inhalte der stationären Rehabilitation und der ambulanten Nachsorge
- Vermittlung der Bedeutung der Einbindung der familiären Ressourcen in den Prozess der Vordiagnose, Operation und anschließenden Nachsorgephase
- Herstellen von Kontakten zu Erwachsenen, die bereits mit einem CI versorgt sind

Welche Erwartungen werden mit dem CI verknüpft?

Es ist wichtig, den Patienten im Gespräch eine realistische Einschätzung der zu erwartenden Hörergebnisse zu vermitteln. Dazu gehört auch der Hinweis, dass die Qualität des Sprachverstehens von verschiedenen Umweltbedingungen abhängig ist. Lärm, Gespräche mit mehreren Personen, Musik hören, Lautsprecherdurchsagen oder Sprachwiedergabe durch Unterhaltungselektronik bleiben zunächst akustisch schwierige Hörsituationen. Der Hörlernprozess hängt von der individuellen Vorgeschichte des Patienten ab.

Entscheidung für ein CI-System

Liegen die Ergebnisse der Voruntersuchung vor, werden sie zusammengetragen und dem Operateur vorgestellt, sodass die Operationsindikation festgestellt werden kann. Zu einer Terminierung der Operation kommt es bei einer positiven Entscheidung seitens der Klinik und des Patienten.

Phase 2 – Operation und stationärer Aufenthalt

Die eigentliche Operation dauert ca. zwei Stunden. Sie wird unter Vollnarkose von einem spezialisierten Chirurgenteam durchgeführt. Bereits während der Operation werden Informationen über die technische und physiologische Funktion des CI-Systems ermittelt. So wird die Funktionsfähigkeit des implantierten Systems nachgewiesen und erste Messdaten für die spätere Erstanpassung des Sprachprozessors werden gewonnen (Stapediusreflexe, Elektrodenimpedanz, Neural Response Telemetry – NRT). Der anschließende Aufenthalt im Krankenhaus dauert ca. fünf Tage. Nach der Einheilungsphase von vier bis fünf Wochen beginnt der Anpassungs- und Hörlernprozess.

Phase 3 – Nachsorge/Rehabilitation

Erstanpassung – Folgeanpassung

Bei der Erstanpassung – ca. 5 Wochen nach der Operation – wird zunächst die Funktionsfähigkeit des Implantates durch eine Impedanzmessung überprüft. Der Sprachprozessor wird über die magnetisch haftende Spule mit dem (innen liegenden) Implantat verbunden. Jetzt beginnt die Einstellung der einzelnen Elektroden auf dem Elektrodenstrahl durch den Techniker, der sich an den Angaben des Patienten orientiert. Schon während der Operation wurde das Gerät auf seine Funktionsfähigkeit durchgemessen und getestet, ob der Hörnerv auf die elektrische Stimulation reagiert. Insofern ermöglicht die erste Einstellung des CI es dem Patienten häufig, etwas zu hören, ohne dass er bereits genau weiß, was er hört. Manchmal werden Geräusche als Pfeifen oder Rauschen beschrieben, andere können bereits zwei vorgesprochene Laute auseinanderhalten, einige hören zwar die Stimme des Sprechers, verstehen das Gesagte aber noch nicht. Der Klang wird häufig mit „metallisch", „hohl", „wie eine Computerstimme" beschrieben. Die Einstellung des Sprachprozessors erfolgt nach den individuellen Angaben des Patienten und wird im Laufe der Anpass-Sitzungen weiter optimiert. Häufig wird zu Beginn der Anpassungen die Elektrodenstimulation der hohen Frequenzen nicht gut toleriert, da sie häufig schon seit vielen Jahren nicht mehr wahrgenommen wurden und jetzt als störend empfunden werden. Der (eigene) Stimmklang sowie die Lautstärke werden an das individuelle Wohlempfinden angeglichen. Hier nähern sich der Techniker und der Patient über Wochen und Monate einem Optimum an, das dadurch bestimmt wird, dass mit der Sprachprozessor-Einstellung Sprache verstanden und auch ähnlich klingende Wörter unterschieden werden sollen.

Patienten berichten ...

„Vor der Erstanpassung war ich schrecklich aufgeregt, weil man doch vorher gar nicht sagen konnte, was ich denn hören werde. Dann kamen erst immer einzelne Töne und plötzlich habe ich ganz viel gehört, aber nicht verstanden. Einzelne Laute konnte ich dann sehr schnell unterscheiden und auch einige Wörter erkennen – aber nur, wenn ich wusste, was gesprochen wurde. Mit dem Üben und von Tag zu Tag ist dann immer mehr dazu gekommen. Geräusche konnte ich wirklich gut hören – auch ganz leise, musste aber oft nachfragen, was das denn ist. Einmal habe ich ganz lange nach der Ursache eines Geräusches gesucht, bis ich die alte Kuckucksuhr meiner Tante verantwortlich machen konnte. Die habe ich vorher noch nie gehört!" (Hausfrau, 56, CI und HG)

Die technische Anpassung findet bisher ausschließlich in spezialisierten CI-Kliniken statt. Dort sind neben dem technischen Know-how der Ingenieure die erforderliche Software und der Kontakt zu den herstellenden Firmen gewährleistet.

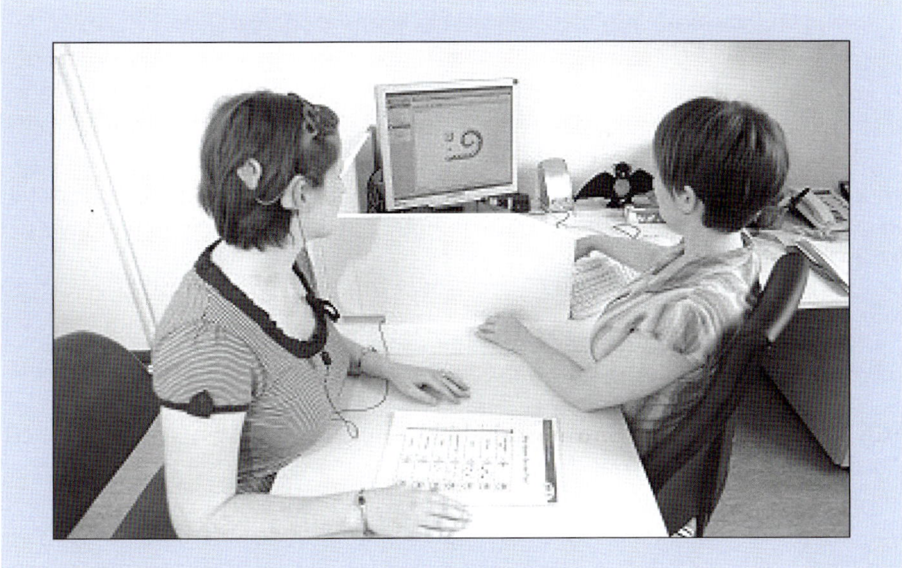

Abb. 15: Anpassung des CI-Systems durch die Ingenieurin

Hörtraining

Mit der ersten Anpassung des Sprachprozessors beginnt für den Patienten ein Lernprozess. Zunächst werden unbekannte Reize noch als Rauschen oder Pfeifen auditiv wahrgenommen. Die Klangqualität wird häufig als „hallig" oder auch als „Computerstimme" bezeichnet. Im Verlauf des Lernprozesses differenziert der Patient unterschiedliche Laute, Wortlängen (ein- oder mehrsilbige Wörter und Äußerungen) und beginnt schließlich erste Sprachsegmente zu erkennen.

Deshalb ist zu Beginn die Kooperation zwischen der Anpassung und Therapie sehr intensiv, damit die Hörtherapie an den Möglichkeiten des Patienten orientiert durchgeführt werden kann.

Wenn mit der technischen Anpassung begonnen wird, verstehen viele Patienten noch keine Sprache, sondern hören lediglich Geräusche bzw. haben Höreindrücke, die nicht mit einem Sinn belegt sind. Es werden leise Geräusche wahrgenommen (z. B. das Ticken einer Uhr, Reißverschlüsse, die geöffnet oder geschlossen werden, das Knistern von Bonbonpapier), ohne dass sie benannt werden können. Sowohl die Gewöhnung an diese Höreindrücke als auch die verfeinerte technische Anpassung führt dazu, dass der CI-Träger im Laufe der ersten Wochen Sprache verstehen kann. Dieser Prozess wird von einer Therapeutin begleitet, die dem CI-Träger Sprachmaterial mit ansteigendem Schwierigkeitsgrad auditiv präsentiert. Am Anfang muss der sprachliche Input möglichst verschieden klingen (z. B. Buch – Telefon), bis der fortgeschrittene CI-Träger auch ähnlich klingende Wörter (z. B. fast, Gast, Mast, Rast, Bast, Knast; Nagel – Nadel; auf – aus) unterscheiden kann. Auf die gleiche Weise werden Satzmelodie (Frage/Antwort), Betonungen, verschiedene Sprecher (männlich/weiblich) erarbeitet. Von Beginn an versucht der CI-Träger einzelne Laute zu identifizieren (Ling-Test) und wird im Laufe der Wochen immer sicherer dabei.

Ling-Test → Die sieben Laute [m] [u] [a] [sch] [i] [f] [s] decken den gesamten für die Spracherkennung wichtigen Frequenzbereich ab. Der Test wird in der Therapie als Orientierung für die Hörwahrnehmung, den Grad der Differenzierung sowie der Identifikation eingesetzt.

Schließlich werden die auditiven Rahmenbedingungen erschwert.

Die Therapeutin wird dann den Abstand zum Hörer verändern, sich aus der direkten Face-to-Face-Kommunikation wegdrehen, durch den Raum gehen, Nebengeräusche produzieren und sich einen zusätzlichen Sprecher in den Raum holen (z. B. durch eingespielte Radionachrichten), sodass die Therapiebedingungen sich den tatsächlichen Kommunikationsbedingungen des Alltags immer weiter annähern. Die therapeutische Zielsetzung umfasst dann das Verstehen von Sprache in ruhigen Situationen und schließlich mit Umgebungsgeräuschen.

Nach einigen Wochen testen die meisten Patienten, ob sie mit dem CI auch die Sprecher im Fernsehen bzw. Radio verstehen können. Das sind schwierige Hörbedingungen, da Sprache, die über Lautsprecher übertragen wird, schlechter zu verstehen ist, häufig Nebengeräusche durch Musik vorhanden sind, die Sprecher sehr schnell oder/und undeutlich sprechen. Das Sprachverstehen mit Störgeräuschen und Gespräche in der Gruppe verlangen meist weiterhin erhebliche Anstrengung und Konzentration. Die Nutzung des (Mobil-)Telefons gelingt einigen Patienten sehr gut (auch mithilfe der eingebauten Telefonspule), anderen weniger. Häufig halten sich hierbei Strukturen, die bereits vor der Versorgung eingespielt waren. Die Angst vor dem Telefonieren kann auch nach der Versorgung mit einem CI nur langsam abgebaut werden. Hilfreich sind hier Übungen im geschützten Therapierahmen mit vertrauten Personen.

Die Dauer der Hörtherapie ist individuell sehr unterschiedlich. Diejenigen, die sehr gut mit den Höreindrücken zurechtkommen, wechseln bereits nach sechs Monaten in die jährliche Nachsorge, andere benötigen ein Jahr der therapeutischen Begleitung.

Zur Unterstützung der klinischen Therapie kann der CI-Träger Übungen im häuslichen Rahmen durchführen, sowohl mit spezifischen Audiomaterialien als auch mit Audiobeiträgen aus dem Internet (Web-TV und Radionachrichten), die beliebig häufig abgerufen werden können, um verstanden zu werden. Das laute Lesen und Vorlesen von Texten hilft manchem CI-Träger beim „Einhören" in diese neue Hörsituation. Da es wichtig ist, dass in der Übungssituation ausschließlich das CI-Ohr hören und verstehen muss – sollte das Hörgerät in dieser Zeit ausgeschaltet sein. Denn sonst ist das Ohr mit Restgehör oder mit Hörgerät immer „schneller".

Patienten berichten ...

„Ich trage das CI jetzt seit einem halben Jahr und möchte es nicht mehr missen. Die Verständigung in ruhiger Umgebung ist kein Problem mehr. Mein Mann kann mich innerhalb der Wohnung rufen und wir können uns im Café unterhalten, wenn ich das Mundbild sehen kann. Wir haben auch häufig gemeinsam geübt. Einmal Übungen aus der Therapie, aber mein Mann hat mir auch aus der Tageszeitung vorgelesen. Größere Veranstaltungen mit vielen Leuten und Musik im Hintergrund strengen mich sehr an und ich verstehe weiterhin sehr wenig. Im Fernsehen kann

ich zwar die Nachrichten gut verfolgen – die Sprecher sprechen sehr deutlich und man kann das Mundbild sehen –, aber Spielfilme kann ich aufgrund der Hintergrundmusik und der Synchronisation noch nicht verstehen. Da nutze ich weiterhin die Untertitel und freue mich, wenn ich einzelne Sätze über das CI mitkriege. Beim Telefonieren fühle ich mich im Bekanntenkreis inzwischen recht sicher. Ich schalte die T-Spule ein und kann dann direkt hören, wer am Apparat ist, und das Gespräch recht sicher führen. Das haben wir in der Therapie auch immer wieder geübt und ich habe dann am Anfang mit meiner Tochter telefoniert, weil ich die am besten verstehe. Mit fremden Leuten traue ich mich bisher nicht. Insgesamt bin ich mit dem Hörerfolg mit dem CI sehr zufrieden. Ich bin viel sicherer geworden, unternehme wieder viel mehr und kann auch auf spontane Zurufe aus der Nachbarschaft wieder reagieren."
(Rentnerin, 65 Jahre, CI und HG)

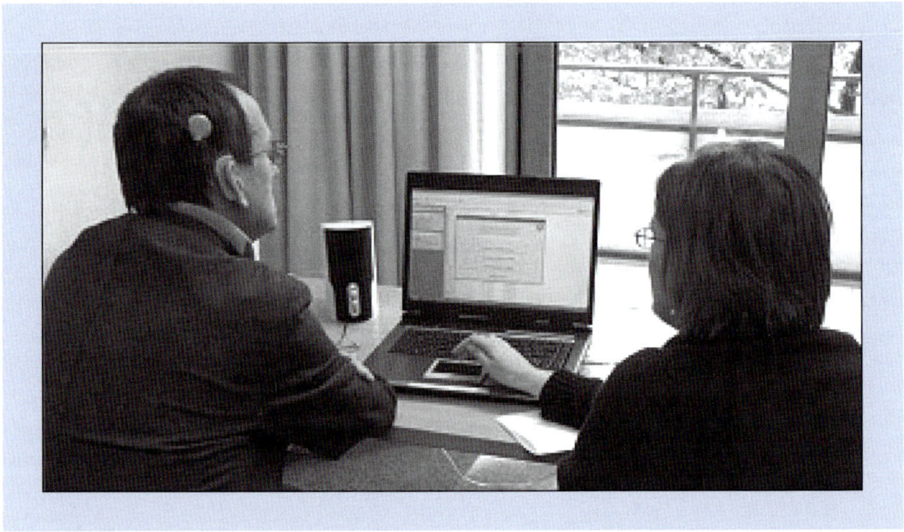

Abb. 16: Hörtraining am Computer

Kann man mit einem CI Musik hören und genießen?

Musik nutzt das gesamte Frequenzspektrum, das vom Menschen gehört werden kann. Die Sprachcodierungsstrategien des Sprachprozessors sind hingegen für die Entschlüsselung von Sprache entwickelt worden, die ein deutlich kleineres Frequenzspektrum umfasst. So unterscheidet sich für einen CI-Träger der Klang der Instrumente deutlich vom natürlichen Instrumentenklang. Die Wahrnehmung des Rhythmus ist CI-Trägern gut möglich, Tonhöhen und die Klangwahrnehmung sind hingegen deutlich eingeschränkt. Einfach strukturierte Musik (wie Volksmusik, Schlager, Pop) wird von CI-Trägern häufig besser gehört als komplexe Musik (wie Klassik, Oper). Vermutlich, weil sich bei einfach strukturierter Musik Sequenzen wiederholen, die Tonumfänge nicht so groß sind und die Betonung auf dem Rhythmus liegt. Tatsächlich scheint der Musikgenuss mit mehr Hörerfahrung nach der Implantation zuzunehmen. Das heißt, dass ein gezieltes Hörtraining im Bereich Musik zu einer deutlichen Verbesserung der Musikwahrnehmung führen kann. Das Musikhören erfordert ein gewisses Maß an Konzentration und Aufmerksamkeit vom Hörer. Musik als Begleitung im Hintergrund wird dagegen von CI-Trägern eher als Störgeräusch wahrgenommen.

Patienten berichten ...

„Die ersten Tonleitern, die ich nach meiner ersten CI-Versorgung auf dem Klavier produzierte, klangen nicht harmonisch. Einige Töne stimmten einfach nicht. Nach einigen Anpassungen wurde das besser, sodass ich heute wieder gerne spiele. Besonders Stücke, die ich kenne und von denen ich weiß, wie sie klingen müssen.
Die ersten Hörerfahrungen mit Musik von CD waren ähnlich. Die Stücke konnte ich nicht wiedererkennen, die Instrumente konnte ich nicht identifizieren, den Gesang nicht verstehen. Trotzdem habe ich sie mir immer wieder angehört und mit der Zeit immer besser ‚verstanden'. Den Text konnte ich erst über das beiliegende Booklet verfolgen, später auch ohne. Inzwischen habe ich ein zweites CI und empfinde die Klangqualität der Musik als voller, stimmiger. Einige Instrumente sind vom Klang eher unangenehm geblieben." (Hobbymusiker, 54 Jahre)

Einweisung und Anwendung von Zubehör

Mit der technischen Erstanpassung erhält der Patient einen umfangreich ausgestatteten Koffer mit Zubehör. Dazu zählen:

- eine Aufladestation (für die Fernbedienung)
- Wechselkabel (zwischen Prozessor und Spule)
- Magnete (unterschiedlicher Stärke, für die Spule über dem Implantat)
- Batterien (Erstausstattung – Die Batterien können dann vom Patienten direkt bei den Firmen geordert werden. Benötigt werden besonders leistungsfähige Zink-Luft-Batterien, die zuverlässig und konsistent hohe Ströme liefern.)
- Audiokabel (zur störungsfreien Verbindung des CI mit batteriebetriebenen Geräten)
- eine Fernbedienung

Je nach individuellen Vorerfahrungen und Alter des Patienten muss die praktische Anwendung des Zubehörs eingeübt werden.
Nach der Erstversorgung muss der Patient entscheiden, mit welcher Energieform er sein CI betreiben will: entweder mit Knopfbatterien oder Akkus. Die Laufzeiten des CI sind mit Batterien deutlich höher als mit einem Akku, allerdings sind diese anfälliger für Feuchtigkeit (z. B. am Arbeitsplatz, beim Sport), sodass auch hier wieder eine Beratung zur Entscheidungsfindung erforderlich wird.

Beispiel „Koch“

Eine besondere Herausforderung stellt der Arbeitsplatz eines Koches dar, der bei hoher Luftfeuchtigkeit einer erheblichen Lärmbelastung ausgesetzt ist. Das führt zu Aussetzern beim CI. Die Feuchtigkeit dringt in das Batteriefach ein und die Batterien setzen dann aus. Der Einsatz eines Akkus schafft hier Abhilfe – dieser ist verschweißt, sodass nicht so schnell Feuchtigkeit eindringt.
Gutes Sprachverstehen spielt hier eine große Rolle, da Arbeitsanweisungen durch den Raum gerufen werden, deren Missverstehen womöglich unmittelbare Konsequenzen für die Qualität des Essens hat.

Beispiel „Hobbygärtner"

Hobbygärtner, die ein Gewächshaus haben und zwischen diesem und dem Garten hin und her wechseln, können einen Ausfall ihres Sprachprozessors erleben, wenn sich aufgrund der Temperaturunterschiede Kondenswasser bildet und die Feuchtigkeit dafür sorgt, dass die Batterien nicht mehr richtig arbeiten können. Hier ist der Einsatz von Akkus geschickter. Diese sind geschlossen und verschweißt, sodass keine Feuchtigkeit eindringen kann.

Phase 4 – Langfristige Nachsorge

Nachsorge

Die Implantation eines Cochlea Implantates zieht eine lebenslange Nachsorge nach sich. Je nach implantierender Klinik bestehen unterschiedliche Nachsorgekonzepte. Das erste Jahr nach der Implantation dient der intensiven Hörrehabilitation und ist durch die regelmäßige technische Anpassung sowie die Hörtherapie gekennzeichnet. Außerdem finden ca. vierteljährliche Kontrolltermine statt, zu denen die Patientenzufriedenheit, das aktuelle Hörvermögen, die technische Funktionsfähigkeit des Cochlea Implantates überprüft werden, eine ärztliche Kontrolle erfolgt sowie die Vestibularisprüfung (Schwindeltest) und der Schmecktest durchgeführt werden. Nach einem Jahr der intensiven ambulanten Nachsorge wechselt der Patient dann in die jährliche Nachsorge, die die Gesundheit des Patienten sowie eine einwandfreie Funktion des Gerätes sicherstellen soll.

Stationäre Rehabilitation

Einige Reha-Einrichtungen haben sich auf die Rehabilitation von CI-Trägern spezialisiert (s. Interessante Adressen). Dort kann sich der CI-Träger mehrere Wochen intensiv auf seinen Rehabilitationsprozess konzentrieren: Neben der Diagnostik und der technischen Anpassung nach Bedarf finden Einzeltherapie, Gruppentherapie, PC-Training (mit spezifischer Trainingssoftware), In-vivo-Übungen, Hörtaktik, Kommunikationstherapie sowie die Anleitung zur Nutzung des technischen Zubehörs und der Anschlussgeräte statt. Häufig wird der Kontakt mit Gleichbetroffenen als sehr hilfreich erlebt. Die Kostenübernahme dieser Maßnahme erfolgt auf Antrag durch die Kranken- bzw. Rentenversicherung des CI-Trägers. Bei der stationären Rehabilitation handelt es sich um eine zusätzliche Maßnahme der Nachsorge, die in begründeten Fällen von den Kostenträgern übernommen wird.

Vernetzung mit Selbsthilfegruppe und Angeboten unterschiedlicher Träger

Die Hörschädigung hat meist Auswirkungen auf die Kommunikation innerhalb der Familie und des Freundeskreises. Folge kann der soziale Rückzug oder eine depressive Verstimmung sein. Viele Menschen leiden oft mehrere Jahre an diesem Zustand, sodass der Gesprächsbedarf mit gleich betroffenen Menschen eine Entlastung darstellen kann. Insbesondere größere Städte sowie die evangelischen und katholischen Kirchen bieten ein breites kulturelles Angebot für Menschen mit Hörschädigung (s. Interessante Adressen).

Nach der Versorgung mit einem CI stellt sich nicht automatisch der Zustand vor der Schwerhörigkeit wieder her. Häufig werden hohe Erwartungen an die Hörfähigkeit des Betroffenen geknüpft, die dieser vor allem in der Gewöhnungs- und Lernphase nicht erfüllen kann. Auch hier kann der Austausch mit Gleichbetroffenen sehr hilfreich sein.

Checkliste: „Für welche CI-Klinik entscheide ich mich?"

- Liegt die Klinik wohnortnah bzw. kann ich die Klinik gut erreichen?
- Fühle ich mich bei den Voruntersuchungen und Vorgesprächen gut aufgehoben? Wird auf meine individuelle Situation eingegangen?
- Werde ich offen über mögliche Komplikationen informiert?
- Welches Nachsorgekonzept verfolgt die Klinik? Erfolgt die Nachsorge stationär oder ambulant? Wo findet die Intensivnachsorge und wo die Langzeitnachsorge statt?
- Wie häufig finden die Anpassung und das Hörtraining in der Nachsorge statt?
- Welche Implantatsysteme stehen mir in der Klinik zur Auswahl?
- Wie viele CI-Operationen werden pro Jahr durchgeführt?
- Wie viel Erfahrung hat der Operateur?
- Kooperiert die CI-Klinik mit den Rehabilitationseinrichtungen?
- Welche Maßnahmen der Qualitätssicherung werden durchgeführt?

Die kommunikative Situation von Menschen mit CI

Wer profitiert nicht von einem CI?

Das Ziel der Versorgung mit einem CI ist eine deutlich verbesserte Hörsituation im Vergleich zum aktuellen Zeitpunkt. Wenn eine solche Verbesserung aus unterschiedlichen Gründen nicht absehbar ist, dann kommt es zu keiner Versorgung. Mögliche Gründe, eine CI-Versorgung abzulehnen, sind:

- Hörbedingungen, die bereits durch eine optimierte Hörgeräteversorgung deutlich verbessert werden können
- Anatomische Veränderungen der Hörschnecke, die ein Einbringen des Elektrodenstrahls unmöglich machen (Wucherungen, Missbildungen, Verknöcherungen)
- Nicht funktionsfähiger Hörnerv (retrocochleäre Störung)
- Lebensbedingungen, die die technische Nachsorge und die therapeutische Versorgung unmöglich machen

Bei den Voruntersuchungen werden diese Bedingungen, die gegen eine CI-Implantation sprechen, erkannt und mit dem Patienten besprochen.
Dem Betroffenen können dann andere Möglichkeiten der Versorgung angeboten werden, wie zum Beispiel das Hirnstamm-Implantat (ABI).

Patientenbeispiel

„In den Vorbefunden von Herrn Z. steht, dass er 1978 an Neurofibromatose Typ II rechts erkrankte und in der neurochirurgischen Abteilung einer großen Universitätsklinik operiert wurde. Anschließend erhielt er Bestrahlung, sodass die Erkrankung zwar zum Stillstand kam, die Folgen waren aber die vollständige Ertaubung und Erblindung rechts. Das linke Ohr ist bis heute gesund.
Durch die Neurofibromatose ist der Hörnerv geschädigt. Hier kann kein Cochlea Implantat weiterhelfen, da die Reizweiterleitung aus dem inneren Ohr über den Hörnerv nicht gewährleistet ist.

Wenn ein Implantat in Frage kommt, dann ist es ein Hirnstamm- oder Mittelhirnimplantat. Die Voraussetzung dafür wäre aufgrund der Operationsrisiken die beidseitige Ertaubung."

Mit welchem Hörerfolg kann der erwachsene CI-Träger rechnen?

Der zu erwartende Hörerfolg hängt von verschiedenen Faktoren ab. Diese werden in der Anamnese erhoben. Faktoren, die den Erfolg beeinflussen, sind:

- Zeitpunkt der Schwerhörigkeit/Ertaubung
- Ursache der Erkrankung
- Dauer der Ertaubung bis zur CI-Versorgung
- Kognitive und sprachliche Vorerfahrung
- Allgemeiner Gesundheitszustand

Eine kurze Ertaubungsdauer bis zur Versorgung mit einem CI zieht in der Regel ein besseres Sprachverstehen nach sich als eine lange Ertaubungsdauer.

Bei kurz- bis mittelfristig ertaubten Erwachsenen ist das offene Sprachverstehen i.d.R. wieder erreichbar. Auch gelingt es vielen wieder zu telefonieren, sowohl mit bekannten als auch mit fremden Personen. Selbst eine Teilnahme am Berufsleben ist wieder möglich. Berufstätige CI-Träger bekleiden Arbeitsplätze, die mit erheblicher Lärm-, Staub- und Feuchtigkeitsentwicklung verbunden sind (z. B. Bäcker, Koch), finden sich in ausgesprochenen Sprecherberufen (live wie auch am Telefon; z. B. Vertrieb), führen Kundengespräche in unterschiedlichen Lebenssituationen (z. B. auch am Telefon aus dem Auto heraus), bewältigen Konferenzen (z. T. mit zusätzlichem technischen Equipment), absolvieren ein Studium (mit den damit einhergehenden sehr unterschiedlichen Raumsituationen und Anforderungen an Konzentration und Aufmerksamkeit). Viele beschreiben das Bedürfnis nach persönlichen Auszeiten, die sie sich in Pausen durch das Ablegen oder Ausschalten der Geräte gönnen.
Für CI-Träger ist die Nutzung von Radio und Fernsehen häufig spannungsfreier, wenn sie zusätzlich technische Hilfsmittel einsetzen bzw. wenn Untertitel eingeblendet werden. Gespräche in Situationen mit mehreren Personen, mit häufigen Sprecherwechseln, Störgeräuschen aus der Umgebung bzw. ungünstigen raumakustischen Bedingungen (Nachhallzeit in großen kahlen Räumen, wie z. B.

Kirchen, Schulen usw.) bleiben mit einem CI schwierig. Die erwachsenen Nutzer beschreiben eine erhöhte Konzentration und schnellere Erschöpfung nach einigen Stunden unter erschwerten Hörbedingungen, sodass sie sich dann eine Zeit zurückziehen müssen.

Die Erwartung des Umfeldes, dass mit der Versorgung mit einem CI eine nahezu problemlose Hörsituation für den Betroffenen entsteht, kann eine Überforderung darstellen. Besonders CI-Träger, die sich im Berufsleben regelmäßig und dauerhaft mit schwierigen Hörsituationen konfrontiert sehen, werden über kurz oder lang über eine bilaterale CI-Versorgung nachdenken (s. Bilaterale CI-Versorgung/ Binaurales Hören).

Prälingual ertaubte Erwachsene

Diese Menschen sind bereits vor dem Abschluss des Spracherwerbs ertaubt bzw. ihre Hörreste reichten nicht aus, um Lautsprache zu erwerben. In der Regel haben die Betroffenen eine Schule für Gehörlose besucht, dort die Lautsprache sowie die Gebärdensprache erworben, ohne jemals Lautsprache gehört und verstanden zu haben. Die Hörnervenbahnen haben zu keinem Zeitpunkt Höreindrücke an das Hirn weitergeleitet, sodass es keinerlei Erfahrungen und keine Erinnerungen an Geräusche oder Sprache gibt. Aufgrund der nicht vorhandenen Reize konnte keine Reifung der synaptischen Verbindungen der Hörnerven stattfinden. Dieser Personenkreis profitiert eher nicht von einer Versorgung mit einem CI.

Ausnahmen sind z. B. Erwachsene, die über einen Hörrest verfügen (der nicht zum offenen Sprachverstehen ausreicht), der ihnen allerdings auditive Orientierung ermöglicht. Beim Verlust dieses Resthörvermögens kann der individuelle Leidensdruck durchaus eine CI-Versorgung rechtfertigen.

Postlingual ertaubte Erwachsene

Erwachsene, die einen regelrechten Spracherwerb durchlaufen haben (auch mithilfe von Hörgeräten), dann aber sukzessive ihre Hörfähigkeit aufgrund unterschiedlichster Ursachen und Grunderkrankungen verloren haben, sind geeignete Kandidaten für ein CI, wenn sie die Voraussetzungen erfüllen (s. Für wen ist die Innenohrprothese geeignet?)

Wie sieht die Nachsorge bei Menschen mit Migrationshintergrund aus?

In Deutschland leben ca. 10 Prozent Menschen mit Migrationshintergrund. Viele der in den 70er und 80er Jahren Eingereisten erlernten Deutsch im Jugendlichen- oder Erwachsenenalter als Zweit- oder Drittsprache.
Im Falle der Ertaubung kommt für diesen Personenkreis ebenfalls ein Cochlea Implantat in Frage. Dennoch gestaltet sich die Nachsorge anders, da der primäre Spracherwerb in der Muttersprache stattgefunden hat, die Sprache der meisten Therapeuten aber deutsch ist. Das Hör- und Sprachgedächtnis ist in der Muttersprache i.d.R. besser ausgeprägt als in der in späteren Jahren dazugelernten Sprache des neuen Landes. Oft unterscheiden sich die Satzstellung und die grammatischen Formen erheblich voneinander. Aus diesem Grunde ist es während der Voruntersuchung und Beratung vor einer Cochlea Implantation notwendig, über die Form der Nachsorge zu sprechen. Hierzu sind oft die Dienste von Dolmetschern erforderlich, damit die Gründe für unterschiedliche Untersuchungsverfahren und die Basis für die Indikationsstellung gründlich erklärt werden können. Da es sich bei Schwerhörigkeit und Gehörlosigkeit im Erwachsenenalter um eine schwere Beeinträchtigung der gewohnten Kommunikation in der Familie und im Freundeskreis handelt, spielt die Mitarbeit und Einbindung der Angehörigen eine entscheidende Rolle. Insbesondere während der Intensivphase der Nachsorge ist sicherzustellen, dass der Patient und seine Angehörigen die Funktion, die Fehlerkontrolle und das Beschaffen von Ersatzteilen sowie die Verwendung von Zubehör erlernen. Der Einsatz eines Dolmetschers ist gelegentlich auch in dieser Phase ratsam.
Die Handbücher der Cochlea Implantate sowie des Zubehörs stehen bei allen Firmen in den gängigen Sprachen zur Verfügung. Außerdem wurde Material zum Hörtraining in einige Sprachen übersetzt. Dieses Trainingsmaterial kann bei den CI-Firmen bestellt oder aus dem Internet heruntergeladen werden (meist kostenlos).
Dem Hör-Sprachtherapeuten kommt die Aufgabe zu, zunächst sicherzustellen, dass die komplexe Funktion des CI-Systems verstanden und die Handhabung eingeübt wird. Anschließend zeigt er den Angehörigen unterschiedliche Formen der Übung, besondere Techniken, wie z. B. das pädagogisch-therapeutische Prinzip von leicht nach schwer, damit der Patient und seine Angehörigen zügig den Erfolg des verbesserten Gehörs erfahren. Nach der Gewöhnungsphase, meist wenn die erste stabile Einstellung des Systems erreicht wurde, kann zu ambulanten Sprachtherapeuten/Logopäden vermittelt werden, wenn diese erstens die Muttersprache des Patienten sprechen und zweitens einen Schwerpunkt in der

Therapie schwerhöriger und gehörloser Menschen haben. Die Einstellung und Wartung des Gerätes, die regelmäßige therapeutische Nachsorge sowie die regelmäßige jährliche Nachsorge müssen in der Hand der spezialisierten CI-Klinik bleiben.

Patientenbeispiel

Patientin H. Y. kommt in die CI-Sprechstunde. Frau Y. ist im Alter von 16 Jahren nach Deutschland gekommen und lernte im Rahmen ihrer Berufstätigkeit relativ gut Deutsch sprechen. Im häuslichen Bereich dominiert Griechisch als Familiensprache. Ab dem dreißigsten Lebensjahr verschlechtert sich ihr Gehör. Zunächst reichen noch Hörgeräte, doch schließlich ist das Sprachverstehen auch in ruhiger Umgebung kaum mehr vorhanden. Frau Y. kann sich lediglich mit ihrem Ehemann und den Kindern in ruhiger Umgebung einigermaßen unterhalten. Teilweise benötigen sie für die erfolgreiche Verständigung bereits die Schriftsprache. Sie erhält ein Cochlea Implantat auf der rechten Seite. In den kommenden Wochen ist eine ambulante Nachsorge geplant.
Während der Beratung über den Ablauf der Nachsorge und des Hörtrainings wird die Zweisprachigkeit von Frau Y. besprochen. Da das Hörgedächtnis in der Muttersprache deutlich besser ausgeprägt ist, kann das Verstehen der deutschen Sprache zu Beginn recht mühsam sein. Aus diesem Grund ist die Mitarbeit der Familie im Nachsorgeprozess bei erwachsenen Patienten, die meist einen sequenziellen Zweitspracherwerb durchlaufen haben, unabdingbar.

Gibt es eine Altersbeschränkung für die Versorgung mit einem Cochlea Implantat?

Das zunehmende Alter der Menschen lässt diese Frage relevant werden. Profitieren auch sehr alte Menschen von der Versorgung mit einem Cochlea Implantat? Die kognitive Leistungs- und Konzentrationsfähigkeit nimmt i.d.R. mit zunehmendem Alter ab. Ob das genauso für die Leistungen der Verarbeitung von Höreindrücken gilt, ist nicht gesichert. Untersuchungen, die die Hörleistungen junger CI-Träger mit denen älterer CI-Träger (Alter höher als 60 Jahre) vergleichen, zeigen, dass sich das Sprachverstehen in den durchgeführten Tests auf einem vergleichbar hohen Niveau bewegt. Der Hörfortschritt entwickelte sich danach in ähnlichem Tempo und der in einem Fragebogen erfragte subjektiv beschriebene Hörgewinn ist hoch.

Patientenbeispiel

Hören und Verstehen bedeutet Lebensqualität! Der alte Herr hat die 90 überschritten und interessiert sich für ein CI, obwohl er alleine lebt. Sein Freund ist beruflich stark eingespannt, wohnt in einiger Entfernung, rief aber immer regelmäßig an. Aufgrund der hochgradigen Schwerhörigkeit waren die Telefonate leider nicht mehr möglich. Die Versorgung mit einem CI ermöglicht nach der Rehabilitationsphase wieder tägliche gemeinsame Telefonate.

Patientenbeispiel

Frau M., Rentnerin, lebt allein, hat keine Familie, aber einen großen Garten, den sie weiterhin allein bewirtschaftet. Mit den Nachbarn ein Schwätzchen über den Zaun halten, geht seit einiger Zeit aufgrund der an Taubheit grenzenden Schwerhörigkeit nicht mehr. Abends die Zeit vertreiben und Fernsehen gucken ist viel zu anstrengend, weil sie nichts mehr versteht und die Untertitel viel zu schnell vorbeihuschen und die Augen ja auch nicht mehr so wollen. Die Versorgung mit einem CI führt zu ihrem großen Erstaunen dazu, dass sie den Gruß vom Nachbarn wieder hört und erwidern kann und die Nachrichten bereits verfolgen kann. Die Spielfilme sind aufgrund der Hintergrundmusik immer noch schwierig – aber das wird schon noch werden.

Welche Verstehensleistungen sind mithilfe eines CI zu erwarten?

Abhängig von der individuellen Vorgeschichte beschreiben CI-Träger qualitativ unterschiedliche Hörergebnisse in folgenden Bereichen:

- Unterstützung des Sprachverstehens durch prosodische Elemente (Rhythmus, Sprechgeschwindigkeit, Betonung) der Sprache, zusätzlich wird von den Lippen abgelesen
- Sprachverstehen im Zweiergespräch
- Sprachverstehen unter optimalen Umgebungsbedingungen (auch auf Distanz)
- Sprachverstehen im Störschall (Umgebungsgeräusche), Nachhall (ungünstige raumakustische Bedingungen)
- Sprachverstehen in der Gruppe (häufige Sprecherwechsel, gleichzeitiges Sprechen)
- Sprachverstehen in Radio, Fernsehen und Telefon (Lautsprecher) bzw. unter Zuhilfenahme technischer Hilfen
- Musikgenuss, weil der Rhythmus oder die Melodie wieder erkannt wird (s. Kann man mit einem CI Musik hören und genießen?).

Wie kann der Patient selbstständig das Hören und Verstehen mit einem CI trainieren?

Der Alltag bietet viele Möglichkeiten, das Hören mit einem CI zu trainieren. Für das gezielte Training sollte das Hörgerät bzw. das zweite CI am kontralateralen Ohr abgelegt werden. Sollte das zweite Ohr auch ohne Hörhilfe noch gute Hörreste haben, ist dieses für die Übungsphase zusätzlich mit einem Ohrstöpsel zu verschließen.
Zur Übungssituation: Einerseits kann das Sprachverstehen über Luftschall geübt werden. Wenn das zu schwer ist, besteht auch die Option, das CI mit dem Lautsprecherkabel direkt mit dem abspielenden Gerät zu verbinden. ACHTUNG: Das CI darf nicht direkt an ein Gerät angeschlossen werden, das mit der Steckdose verbunden ist. Dafür ist ein spezielles Kabel mit einer galvanischen Trennung erforderlich. An batteriebetriebenen Geräten kann direkt angeschlossen werden.

Wenn ein Übungspartner vorhanden ist, kann mit allen Texten gearbeitet werden. Diese werden vom Partner Satz für Satz vorgelesen und vom CI-Träger entsprechend wiederholt. Viele Sätze sind zu lang, um sie vollständig zu erinnern, sodass sie in kleinen Sinnabschnitten vorgetragen werden müssen. Hierbei sollte es sich vor allem in der Anfangsphase um einfache Texte mit hochfrequentem Wortmaterial handeln. Es eignen sich Zeitungen, Illustrierte und Bücher. Einfach alles, was sonst auch vom Patienten gelesen wird. Später kann auch auf Gedichte und Wortspiele zurückgegriffen werden. Diese sind aufgrund der ungewöhnlichen Wortwahl und der veränderten Satzstellung deutlich schwerer zu verstehen.

Wenn kein Übungspartner vorhanden ist, kann man auf verschiedene Materialien zurückgreifen, die in der Regel nicht extra für CI-Träger angefertigt wurden:

- AudioLog Version 4 ist ein Hörtrainingsprogramm (Software), das auf der Geräusch-, Laut-, Silben- und Wortebene Übungen verschiedenster Schwierigkeitsgrade anbietet (www.flexoft.de). Es existiert eine preiswertere Homeversion.
- Hörbücher sollten sowohl als CD sowie als Buch vorhanden sein, damit der Betroffene anfänglich mitlesen kann. Ist die Stimme des Vorlesers vertraut, die Namen und der Kontext des Buches bekannt, kann man versuchen, ohne das Buch weiter zu hören. Im Internet werden unter *www.hoerbuchundci.de* von CI-Trägern Bücher für Anfänger, Geübte und Fortgeschrittene vorgestellt. So kann man im Vorfeld bereits feststellen, ob die Hörbuchversion vollständig gelesen wird oder es sich eventuell um eine Hörspielversion handelt, die mit verschiedenen Sprechern und mit Hintergrundmusik arbeitet. Die Anforderungen an den Zuhörer sind damit deutlich schwieriger. Große Buchhandlungen bieten die Möglichkeit, an einem speziellen Terminal in das Hörbuch hineinzuhören. Dann erfährt man, ob einem der Sprecher bzw. die Sprecherin liegt und wie schnell bzw. deutlich diese sprechen.
- Spezielle Übungs-CDs wurden auch vom Universitätsklinikum Heidelberg entwickelt und können dort bezogen werden.
    - Heidelberger-CI-Trainings-CD
    - Heidelberger-CI-Trainings-CD II: Märchen und Sagen
    - Heidelberger-CI-Musik-Trainings-CD
- Auch können Unterrichtswerke wie ‚Deutsch als Fremdsprache' mit einer beigefügten CD genutzt werden. Die Sprecher sprechen meist gut artikuliert und die Beiträge sind im Buch bzw. Arbeitsheft verschriftlicht. Als Beispiel nennen wir hier: Tangram 1-3 – Deutsch als Fremdsprache (Hueber Verlag).
- Im Web-TV gibt es die Möglichkeit, verschiedene Reportagen, die im Fernsehen gesendet wurden, wiederholt anzuschauen und bei Nichtverstehen zu untertiteln.

- Auch die Nachrichten von verschiedenen Radiosendern sind wiederholt abrufbar, sodass man von Mal zu Mal mehr verstehen kann. Die Sprecher sind hier in der Regel geschult, sodass sie besser zu verstehen sind.
- Öffnet man die oben genannten Dateien über den VLC-Media-Player, der zum kostenlosen Download zur Verfügung steht, hat dieser die Option, den Ton verlangsamt abzuspielen.

Fragen, die immer wieder gestellt werden

Was passiert, wenn das Cochlea Implantat ausfällt?

Reimplantationen werden erforderlich, wenn mehr als die Hälfte der Elektroden ausfällt. Entzündliche Prozesse am Implantationsbett müssen engmaschig überwacht werden. Je nach Implantattyp kann es zu Brüchen im Keramikgehäuse oder zu Abdichtungsproblemen kommen (detaillierte Informationen sind als sogenannte Cumulativ Survival Rate auf den Internetseiten der Firmen zu finden).

Unter welchen Bedingungen bekomme ich einen neuen Sprachprozessor?

Die gängigen Implantatfirmen bringen im Abstand von 2–5 Jahren jeweils einen neuen Sprachprozessor auf den Markt. Die Implantate (operiertes, unter der Haut auf der Kopfdecke liegendes Teil) selbst verändern die technische Eigenschaft ca. alle 7–10 Jahre (ungefähr gemittelte Angaben).
Bei einwandfreier Funktion bleibt das Cochlea Implantat im Körper, bis es defekt ist. Die ältesten Implantate sind über 25 Jahre funktionsfähig. Dagegen können die Sprachprozessoren, das äußere Teil des CI-Systems, ausgetauscht werden, sofern sie mit dem inneren Teil kompatibel sind. Bei den heutigen Systemen ist dies meist möglich.
Dennoch hat der Patient bisher kein Recht auf den Wechsel des Sprachprozessors, vielmehr muss durch audiologische Untersuchungen (Hörtest mit neuem und altem Prozessor im Vergleich) nachgewiesen werden, dass ein Hörgewinn durch die neuere Technologie erzielt werden kann.
Nur mit der Verordnung eines Hals-, Nasen-, Ohrenarztes an einer spezialisierten Klinik ist die Umversorgung derzeit möglich.

Kann man mit einem Cochlea Implantat Sport treiben?

Grundsätzlich kann ein CI-Träger Sport treiben. Es gibt allerdings Sportarten, die sich nicht so gut eignen, da sie die Funktionsfähigkeit des Gerätes gefährden bzw. dieses womöglich beschädigen können.

Vollkontaktsportarten wie Boxen oder andere Kampfsportarten bergen ein hohes Risiko für das Implantat. Viele Implantatausfälle sind auf starke mechanische Kräfte zurückzuführen.

Schweißproduktion

Durch hohe Feuchtigkeit wie Schweiß kann es zu Korrosion an den Kontakten kommen, die zu einem Ausfall führen können. Nach dem Sport sollte der Sprachprozessor deshalb unbedingt in die Trockenbox gelegt werden. Der Sprachprozessor sollte durch ein Stirnband oder durch eine Plastikhülle vor Feuchtigkeit geschützt werden.

Wassersportarten

Grundsätzlich ist das Ausüben von Wassersport wie Tauchen, Schwimmen oder Surfen mit dem Implantat möglich. Jedoch muss der Sprachprozessor dann abgelegt werden, da dieser lediglich spritzwassergeschützt ist.

Tauchen

Hier sollte der jeweilige Hersteller befragt werden, da nur einige Implantate für Tauchtiefen geprüft sind. Beim Tragen der Tauchmaske sollte Druck auf das Implantat vermieden werden. Der Sprachprozessor muss vor dem Tauchgang abgelegt werden.

Je nach Hersteller sind die Implantate spritzwassergeschützt. Manche akkubetriebenen Modelle sind vor dem Eindringen von Wasser kurzfristig geschützt.

Kann man mit dem Cochlea Implantat fliegen?

Man kann. Die Sicherheitsbarrieren (z. B. im Flughafen oder auch im Kaufhaus) stellen keinen Nachteil dar, da jeder CI-Träger mit einem Implantationsausweis ausgestattet ist, den er bei der Sicherheitskontrolle vorzeigt. Der Fluggast mit einem CI wird i.d.R. mit einem manuellen Gerät gecheckt, das den Kopf ausspart. Die Barrieren (das ‚Tor' beim Sicherheitscheck im Flughafen bzw. die Bügel im Eingangsbereich der Kaufhäuser) stellen auch keine Gefahr für den Implantatträger dar. Es besteht lediglich die Möglichkeit, dass die Sicherheitssysteme durch das Cochlea Implantat ausgelöst werden können. Manche Fluggesellschaften empfehlen das CI-System bei Start und Landung jeweils abzuschalten, da es als elektronisches Gerät eingestuft wird.

Kann man weiterhin Motorrad bzw. Roller fahren?

Die Helmpflicht auf dem Motorrad oder Roller gilt selbstverständlich auch für CI-Träger. Leider lassen sich die Helme nicht über die Spule des CI ziehen, ohne diese mitzureißen (die Spule haftet magnetisch auf dem Implantat – die Stärke des Magneten ist nicht eigenmächtig zu erhöhen, da es zu Durchblutungsstörungen des darunter liegenden Gewebes kommen kann - mit weitreichenden gesundheitlichen Folgen). Auch das Anbringen eines Stirnbandes bringt selten Erfolg. Das eigenhändige Anbringen einer Aussparung für die Spule ist eine Veränderung am Helm, die den Verlust des Versicherungsschutzes zur Folge hat. Daher bleibt entweder nur die Möglichkeit, einen etwas größeren Helm zu wählen, oder – die kostspieligere Variante – einen Helm individuell anfertigen zu lassen.

Was muss bei medizinischen Untersuchungen beachtet werden?

Wie man sich gegen elektromagnetische Strahlen schützen kann bzw. bei welchen Untersuchungen Vorsicht geboten ist, klären Sie mit dem Arzt der implantierenden Klinik.

Magnetresonanztomographie (MRT)

Ein MRT sollte nur nach Rücksprache mit der Firma des Implantates durchgeführt werden. Der Patient trägt einen Ausweis bei sich, auf dem die Modellnummer ersichtlich ist, sodass die Röntgentauglichkeit überprüft werden kann.

Elektrostatische Aufladung

Wenn zwei Oberflächen aneinander reiben, werden positive und negative elektrische Ladungen freigesetzt. In der Regel wird die freigesetzte Ladung aufgrund der elektrischen Leitfähigkeit der Materialien sofort ausgeglichen. Stark isolierende Materialien, wie Gummisohlen und Teppiche aus synthetischen Fasern, verhindern diesen Ladungsaustausch. Die freigesetzte Ladung verbleibt als „statische Elektrizität" im Körper.
In der Nähe von Bildschirmen oder Fernsehgeräten kann ein hohes Maß an elektrischer Ladung aufgebaut werden, die leicht auf Objekte mit geringem elektrischen Potenzial übertragen wird. Im ungünstigsten Fall kann sich die Ladung über dem Sprachprozessor und dem Implantat entladen und so die Programmierung schädigen oder – sehr selten – Teile des Implantates zerstören. Grundsätz-

lich sind die Implantate aber gegen elektrostatische Aufladung durch interne Schaltkreise abgesichert.

Diese elektrostatische Entladung sollte jedoch vermieden werden. Im Falle der elektrostatischen Strahlung in trockenen Heizungsräumen immer erst den Körper berühren und nicht das Implantat direkt.
Bei der Wahl der Kleidung sind Stoffe aus Baumwollmaterialien vorzuziehen.

Mit dem Arzt der implantierenden Klinik sollten folgende Anwendungen abgeklärt werden:

Elektromagnetische Strahlung entsteht z. B. bei:

- Elektrochirurgie
- Epilation
- Herzschrittmacher
- Induktionsherd
- Körperfettmessung
- Mikrowelle
- MRT Magnetresonanztomographie
- Phototherapie
- Zahnarzt

Allgemein

Einige medizinische Behandlungen können Induktionsströme erzeugen, die zu Gewebeschäden führen.

Diathermie

Über dem Implantat darf keine therapeutische oder medizinische Wärmedurchdringung (Diathermie) mittels elektromagnetischer Strahlung (magnetische Induktionsspulen oder Mikrowelle) angewandt werden. Die hohen Ströme in der Elektrodenzuleitung können Gewebeschäden an der Cochlea oder am Implantat verursachen.
Unterhalb des Kopfes und des Halses darf medizinische Diathermie aber durchgeführt werden.

Elektrochirurgie

Elektrochirurgische Instrumente können hochfrequente Stromflüsse auslösen, die durch das Implantat fließen. Einpolige elektrochirurgische Instrumente dürfen nicht im Kopf- und Halsbereich angewandt werden, da die Induktionsströme Schäden am Gewebe der Cochlea und am Implantat hervorrufen.

Bipolare (zweipolig) elektrochirurgische Instrumente dürfen am Kopf- und Halsbereich eingesetzt werden. Die Schneideelektroden dürfen dabei nicht in Kontakt mit dem Implantat kommen und müssen mindestens 1 cm von den extracochleären Elektroden entfernt sein (Cochlear, Advanced Bionics).

Auch bei der dauerhaften Haarentfernung, bei hydroelektrischen Bädern oder chirurgischen Eingriffen (Kautern zur Blutstillung) darf kein Strom über das Implantat fließen.

Elektrische Nervenstimulation über die Hautoberfläche (transkutan)

Das Implantat sollte keiner ionisierenden Strahlung ausgesetzt sein. Grundsätzlich sollte vor einer Untersuchung oder Behandlung durch Bestrahlung mit den Firmen Kontakt durch den Strahlenmediziner aufgenommen werden. Dabei gelten folgende Bedingungen:

- über dem Implantat dürfen keine Neurostimulationen Anwendung finden
- bei Patienten mit Cochlea Implantat dürfen Elektroschocktherapien nicht durchgeführt werden
- über dem Implantat dürfen ionisierende Strahlentherapien nicht angewandt werden.

Ist die Versorgung mit zwei verschiedenen Hörsystemen problematisch? - Bimodale Versorgung

Der Verlust der Hörfähigkeit betrifft sehr häufig beide Ohren, sodass die Betroffenen in der Regel beidseitig mit Hörgeräten (HG) versorgt sind. Können diese dann kein offenes Sprachverstehen mehr sicherstellen, bietet die Versorgung mit einem CI die Möglichkeit weiter zu hören und zu verstehen. Bei der Entscheidung, welches der beiden Ohren mit einem CI versorgt werden soll, spielen mehrere Faktoren eine Rolle.

- Medizinischer Befund (der Hörnerv des zu versorgenden Ohres muss intakt sein – keine retrocochleäre Störung)
- Audiologischer Befund
- Patientenwille (viele Patienten wünschen die CI-Versorgung des „schlechteren" Ohres, damit sie die Hörleistung des „besseren" Ohres auf jeden Fall noch so lange wie möglich zur Verfügung haben)

Die Versorgung mit verschiedenen Hörsystemen stellt bei Erwachsenen somit momentan den Normalfall dar. Während der technischen Anpassung wird darauf geachtet, dass die beiden Geräte optimal aufeinander abgestimmt sind. Die Einstellung und Wartung des Hörgerätes wird vom Hörgeräteakustiker vorgenommen, die des CI vom betreuenden CI-Zentrum.

Auch wenn das Sprachverstehen mit dem einseitigen CI hinterher deutlich besser gelingt, wird empfohlen, das Hörgerät auf dem anderen Ohr weiter zu tragen. Es geht darum, weiterhin Höreindrücke über den Hörnerv an das Gehirn zur Verarbeitung zu senden, um die schallverarbeitenden Strukturen aktiv zu halten.

Welches technische Zubehör gibt es für schwierige Hörsituationen?

Das Hörverstehen mit einem CI ist nicht mit der Hörfähigkeit eines Normalhörers vergleichbar. Es gibt viele Situationen, in denen ein CI-Träger auf zusätzliche technische Hilfsmittel zurückgreifen muss, um ein zufriedenstellendes Hörergebnis zu erzielen. In der Regel erreicht er damit nicht die Hörqualität, die Hörgenauigkeit und die „Hörleichtigkeit" des anatomischen Hörens. Situationen des Hörens und Verstehens sind auch mit dem CI mit erhöhter Aufmerksamkeit und Konzentration verbunden. Zur Unterstützung für schwierige Hörsituationen gibt es zahlreiche Hilfsmittel, von denen einige direkt von den CI-Herstellerfirmen im Starterpaket mitgeschickt werden, andere müssen vom Betroffenen selbst besorgt und ausprobiert werden.

Zur Nutzung des Festnetzanschlusses oder Mobiltelefons

- T-Spule (bereits in jedem CI integriert, muss vom Techniker aktiviert werden)
- Bluetooth

Zur Nutzung von Medien (Radio/Fernsehen)

- Ringschleife/Induktionsschleife
- FM-Anlage (drahtlose Signalübertragungsanlage; die Stimme des Sprechers wird dem Hörer direkt übertragen; keine Qualitätsverluste durch Nebengeräusche und Nachhallzeiten)

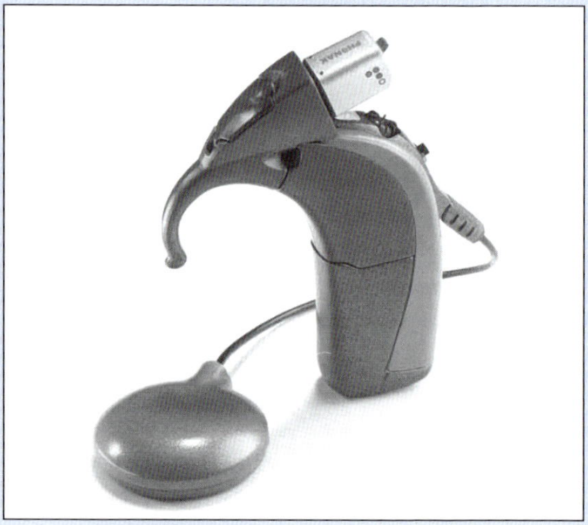

Abb. 17:
Zubehör zur Erleichterung des Hörens im Störschall – hier der aufgesteckte Empfänger einer FM-Anlage

| (Sozial-)rechtliche Situation von CI-Trägern

Sozialgesetzbuch SGB IX

Falls sächliche Leistungen oder rehabilitative Maßnahmen nicht von den gesetzlichen Krankenkassen übernommen werden, können auf der rechtlichen Basis des Sozialgesetzbuches ergänzende Leistungen zur Eingliederung des Betroffenen in den Beruf oder in die Gesellschaft beantragt werden.
Das Sozialgesetzbuch SGB IX (Rehabilitation und Teilhabe behinderter Menschen) umfasst ein weites Spektrum von Leistungen zur Teilhabe, für das im deutschen System der Sozialleistungsträger unterschiedliche Träger zuständig sind. Die Leistungen für Hörrehabilitation umfassen:

- Leistungen zur medizinischen Rehabilitation
- Leistungen zur Teilhabe am Arbeitsleben
- Leistungen zur Teilhabe am Leben in der Gemeinschaft
- Die Leistungen nach § 6 SGB IX werden durch die Träger der Krankenkassen, der Renten- und der Unfallversicherung sowie der sozialen Entschädigung bei Gesundheitsschädigung übernommen.

Neben dem Ziel der Teilhabe am Leben der Gesellschaft ist die selbstbestimmte und eigenverantwortliche Teilhabe behinderter Menschen anzustreben. Dabei gilt der Grundsatz der Finalität, nach dem die notwendigen Hilfen jedem behinderten und von Behinderung bedrohten Menschen unabhängig von der Ursache geleistet werden müssen.
Ergänzend gilt der Grundsatz der frühzeitigen Intervention, nach dem das Ausmaß der Behinderung möglichst gering zu halten ist.
Im Grundsatz der individuellen Hilfe gilt das individuelle Zuschneiden auf die konkrete Bedarfssituation jedes Menschen mit geeigneten Mitteln.

Grad der Behinderung (GdB)

Der festgestellte Grad der Behinderung verändert sich nach einer CI-Operation und -Rehabilitation nicht, da zur Feststellung des GdB die bei einem Hörtest ohne Hörgeräte und CI ermittelten Werte maßgebend sind. Als schwerbehindert anerkannt sind Menschen, bei denen der Behinderungsgrad mindestens 50 beträgt und die regelmäßig in Deutschland leben oder dort beschäftigt sind.
Bei einer an Taubheit grenzenden Schwerhörigkeit auf beiden Ohren ist der GdB nach den ‚Versorgungsmedizinischen Grundsätzen' (2009) auf 70 festgelegt. Trat die Schwerhörigkeit vor dem 7. Lebensjahr mit schweren Störungen des Spracherwerbs auf, dann wird der GdB mit 100 festgelegt. Außerdem fließen weitere Behinderungen (z. B. Ohrgeräusche, Gleichgewichtsstörungen) in die Berechnung des GdB ein, sodass es bei dessen Festlegung zu interindividuellen Abweichungen kommen kann.

Integrationsfachdienst (IFD) für Berufstätige mit Hörschädigung

Der Integrationsfachdienst bietet eine Fachberatung für berufstätige hörbehinderte Menschen an. Mitarbeiter des Integrationsfachdienstes prüfen Möglichkeiten der hörbehindertengerechten Gestaltung des Arbeitsplatzes, informieren über technische Hilfen, die Kostenträger sowie Beantragungswege. Der zuständige Integrationsfachdienst vor Ort (Bundesländer) lässt sich am besten über das Internet ermitteln (www.integrationsaemter.de).

Interessante Adressen

- www.dcig.de

Deutsche Cochlear Implant Gesellschaft e.V.
Dort finden Sie z. B. Ansprechpartner in den Regionalverbänden vor Ort.

- www.schnecke-ci.de

Neben dem Online-Auftritt gibt es eine gleichnamige Fachzeitschrift, die regelmäßig die Themen Cochlea Implantat, Schwerhörigkeit, Taubheit, Tinnitus (Ohrgeräusche), Hörgeräte und Hörhilfsmittel behandelt.

- www.schwerhoerigen-netz.de

Deutscher Schwerhörigenbund e.V. Dort finden Sie auch eine Liste aller CI-implantierenden Kliniken sowie eine Liste der auf die Hörrehabilitation spezialisierten Rehabilitationskliniken.

Katholische und evangelische Kirchen bieten Seelsorge und kulturelle Angebote für hörgeschädigte Menschen an.

Schwerpunktkliniken für Patienten mit Cochlea Implantat

- Kaiserberg-Klinik
  Fachklinik für Hörstörungen, Tinnitus und Schwindel
  Am Kaiserberg 8-10
  61231 Bad Nauheim
  Tel. 06032-703-710
  www.pitzer-kliniken.com

- Klinik am Stiftsberg
  Fachklinik für Hörbehinderte und Tinnituspatienten,
  Innere Medizin und Kardiologie und Orthopädie
  Sebastian-Kneipp-Allee 7/4
  87730 Bad Grönenbach
  Tel. 08334-981-500
  www.klinik-am-stiftsberg.de

- MediClin Bosenberg Kliniken
  Fachklinik für HNO-Erkrankungen und Innere Medizin, Tinnitus-Spezialklinik
  Am Bosenberg
  66606 St. Wendel
  Tel. 06851-14-0
  www.bosenberg-kliniken.de

- Reha-Zentrum für Hörgeschädigte gGmbH
  Paradeplatz 3
  24768 Rendsburg
  Tel. 04331-5897-0
  www.hoergeschaedigt.de

Firmen, die Cochlea Implantate anbieten

Es gibt vier Anbieter für CI-Geräte (alphabetische Reihenfolge). Sie können sich auf deren Seiten im Internet über die Geräte informieren bzw. Informationsmappen anfordern. In der Regel erhalten Sie die Informationsbroschüren auch bei den Vorgesprächen in der von Ihnen ausgewählten Klinik. Alle Firmen verfügen über Niederlassungen in Deutschland mit einem schnellen Kundenservice. In Deutschland sind vor allem die CI-Systeme aus Australien, Österreich und den Vereinigten Staaten gebräuchlich. Die Firmen unterhalten informative Internetseiten, die über das Produkt und das Zubehör ausführlich berichten.

- www.bionicear-europe.com
  Advanced Bionics (USA)

- www.cochlear.de
  Cochlear (Australien)

- www.medel.com
  MED-EL (Österreich)

- www.neurelec.com
  Neurelec (Frankreich)

Glossar

Ataxie	Störung der Bewegungskoordination
Aufblähkurve	eine im Audiogramm eingetragene Hörschwelle, die mit Hörsystem im freien Schallfeld erstellt wurde; Darstellung des Hörgewinns
Bilaterale Hörversorgung	zwei gleiche Hörsysteme
Bimodale Hörversorgung = Bimodale Versorgung	verschiedene Hörsysteme, auf einem Ohr wird ein CI getragen, auf dem anderen ein Hörgerät bzw. eine andere technische Hörhilfe
Cochlea	Hörschnecke
Cochlea Implantat	die deutsche Bezeichnung
Cochlear	Firmenname eines CI-Herstellers
Cochlear Implant	die englische Bezeichnung
C-Wert	comfortable level (Firma Cochlear), gerade noch gut erträgliche Lautheit
dB SPL	Schalldruckpegel in Dezibel (dB). Der Schalldruckpegel ist eine technisch gemessene Lautstärke und gibt keine Auskunft darüber, wie laut das Schallereignis empfunden wird
DPOAE	distorsionsproduzierte otoakustische Emissionen. Messmethode, die die Schallaussendung des Innenohres darstellt
EAS	elektroakustische Stimulierung
FM-Anlage	Frequenzmodulations-Anlage; die Stimme des Sprechers wird über ein Mikrofon drahtlos auf das Empfangsgerät des Hörers übertragen; Nebengeräusche und Nachhall sind ausgeschaltet
Hirnstammaudiometrie	BERA, brainstem evoked response audiometry
Hirnstammimplantat	ABI, auditory brainstem implant
Hörschwelle	der Schalldruck, bei dem das Gehör Töne oder Geräusche gerade noch wahrnimmt

Hybrid-Gerät	Markenname der Firma Cochlear für eine Kombination aus elektroakustischer Stimulierung. Das Gerät stimuliert akustisch mit einem Innenohrhörgerät und elektrisch über die Elektrode mit dem Cochlear Implant System
Ling Test	die sieben Laute [m] [u] [a] [sch] [i] [f] [s] decken den gesamten für die Spracherkennung wichtigen Frequenzbereich ab. Der Test wird in der Therapie als Orientierung für die Hörwahrnehmung, Differenzierung und Identifikation eingesetzt
MCL	most comfortable level (Firma MED-EL), gerade noch gut erträgliche Lautheit
N. vestibulocochlearis	Gleichgewichts- und Hörnerv
NRT	Neural Response Telemetry
Referenzelektrode	das Implantat hat zwei Elektrodenstränge; der eine wird in die Cochlea eingeführt, der andere befindet sich im Gerät bzw. wird unter einen Muskel geschoben. Mit ihm wird das elektrische Feld erzeugt
Schwerhörigkeit,	
konduktive	mechanisch
metabolische	den Stoffwechsel betreffend
neurale	die Reizweiterleitung auf dem Hörnerv betreffend
sensorische	das Innenohr betreffend
TEOAE	transitorisch evozierte otoakustische Emissionen. Messmethode, die die Schallaussendung des Innenohres darstellt
T-Wert	threshold, gerade wahrnehmbare Hörschwelle

Bilder mit freundlicher Genehmigung von

- Advanced Bionics
- Cochlear
- MED-EL
- Universitätsklinikum Köln